经方与师徒传承故事
散文式养生科普作品

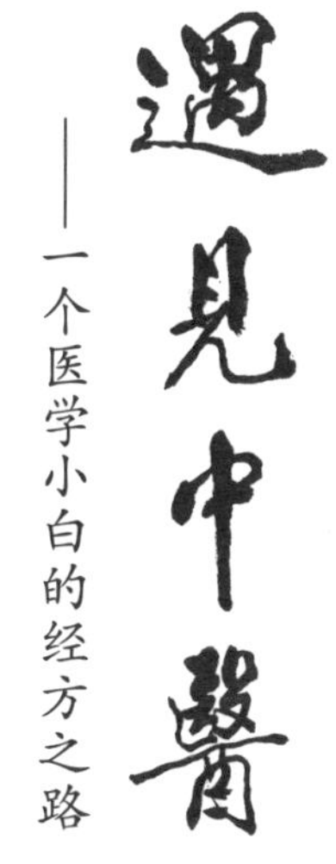

遇見中醫

——一个医学小白的经方之路

陈权 编著

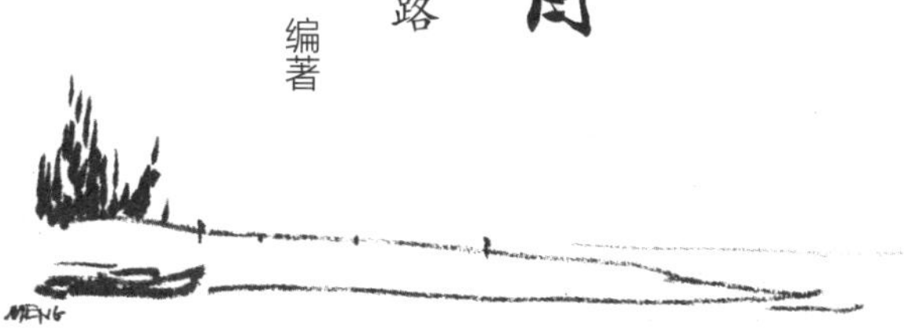

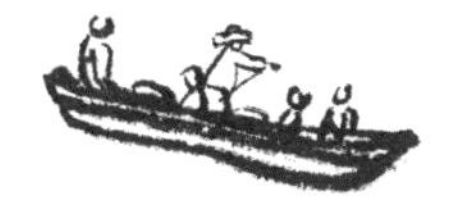

中国中医药出版社
·北　京·

图书在版编目（CIP）数据

遇见中医——一个医学小白的经方之路 / 陈权编著 . — 北京：中国中医药出版社，2020.6

ISBN 978-7-5132-6021-3

Ⅰ . ①遇…　Ⅱ . ①陈…　Ⅲ . ①中医学—普及读物
Ⅳ . ① R2-49

中国版本图书馆 CIP 数据核字（2019）第 291283 号

中国中医药出版社出版

北京经济技术开发区科创十三街 31 号院二区 8 号楼

邮政编码　100176

传真　010-64405750

河北品睿印刷有限公司印刷

各地新华书店经销

开本 880 × 1230　1/32　印张 10.5　字数 147 千字

2020 年 6 月第 1 版　2020 年 6 月第 1 次印刷

书号　ISBN 978 - 7 - 5132 - 6021 - 3

定价　49.00 元

网址　www.cptcm.com

社长热线　010-64405720

购书热线　010-89535836

维权打假　010-64405753

微信服务号　zgzyycbs

微商城网址　https://kdt.im/LIdUGr

官方微博　http://e.weibo.com/cptcm

天猫旗舰店网址　https://zgzyycbs.tmall.com

如有印装质量问题请与本社出版部联系（010-64405510）

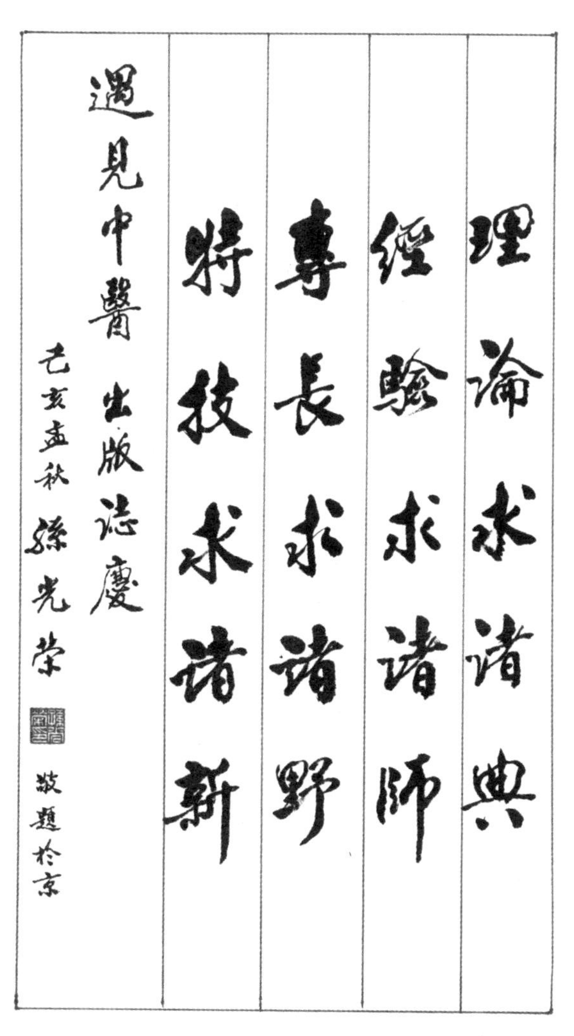

孙光荣教授简介：国医大师、中医界泰斗、国家级名老中医，享受国务院政府特殊津贴专家，我国著名中医药文献学家和中医临床家，中医药现代远程教育创始人之一。

冯　序

《遇见中医》的书名起得甚为切当，其内容亦恰如其分，与“人法地，地法天，天法道，道法自然”之理相契。书中字里行间论及很多张仲景《伤寒杂病论》的内容，本非科班出身的作者对《伤寒杂病论》有不少深入的理解，这或许值得中医学习者深思。

学习中医应以经典为根本，以《伤寒论》《金匮要略》等经典著作为基础，尤应追慕与深研仲景之心志及精髓。《伤寒论》渊源于《汤液经法》及《胎胪药录》，确立了六经辨证体系，其文简而义丰，旨趣深奥，药少力宏，实为不可多得之“活人书”。

本书作者陈权先生为广东省名中医杨宏志教授之师承高足。他热爱中医、笃志好学，在清晨、深夜，或是在旅途中，不曾间断地学习《伤寒论》《内经》等著作，思考其中的经方用药，而且一边学习一边工作，颇费心力，不辞苦辛。希望他能一直坚持往这一方向钻研，在中医学术上取得更大成就。

这本书是一般百姓也能阅读和理解的中医科普作品，以散文形式写就，具有一定的文学底蕴，具备较强的可读性。作者初学中医时的迷惘，亲人罹患疾病时的痛惜，得遇师长引导后的豁然开朗，在看似寻常的生活中拾捡起点滴灵光，都于书中款款而叙。

陈权先生怀着学习中医的志愿孜孜以求，已然是很有眼界和意志的事情，而将从医心得化为常人易于接受的作品，则更是有气度和用心。希望此书能予中医从业者及中医爱好者以启迪，并祝陈权先生再接再厉，学中医取得更大成绩，不仅能登堂，且能入室。

冯世纶

2019年8月2日

黄 序

中医历经数千年的光阴，名医大家辈出，医学流派林立，学术思想流传广泛，一个很重要的原因是有“师承”这种独特的传承模式。这一模式是我国古代传授医学知识的主要形式，对众多医学流派（如仲景学派、易水学派、河间学派等）的产生，以及中医学的延续和发展所产生的影响颇为深远，更令中医学界出现了学术争鸣、百花齐放的盛景。

然而，如果没有遇见合适的传承人，即使想要传承也难以为继。广东省名中医杨宏志教授之高足陈权先生为非科班出身、来自民间的中医爱好者，并以中医数千年来最为重要的“师带徒”模式学习，他笃学好古，追慕仲景之道，跟师临床，孜孜无怠、乐此不疲，并根据跟师学习体会写下“经方与师徒传承故事，散文式养生科普作品”——《遇见中医》，令人赞叹，余亦因中医后继有人而深感欣慰。

德馨神歆的中医名家，经过数十年的实践积累，都各有独到的经验。这些经验弥足珍贵，不仅需认真继承，还应“备前人之美发挥而光大之”，不吝惜地与同道相互交流，共同切磋琢磨，为振兴中医药事业，倾注自己的一分力量。期望陈权可以不负初心，持之以恒地学习，承接杨宏志教授之岐黄薪火，将中医的衣钵传承下去。

我愿不辞鄙陋地推荐所有人都来读一读这本书，体会和思考书中每个故事背后蕴含的养生哲理和中医知识。中医从来都先言养身，后论治病，正如岐伯曰：“上古之人，其知道者，法于阴阳，和于术数，食饮有节，起居有常，不妄作劳，故能形与神俱，而尽终其天年，度百岁乃去。”

本书不仅向百姓普及了中医知识，还满含家国之思，对一些当下存在的社会现象和医学问题提出了独到见解。此书以一般民众都能阅读和理解的方式呈现，陈权先生之举，用心良苦，将影响深远，裨益大众。

黄仕沛

2019年10月18日

黄仕沛教授简介：岭南中医名家，专攻仲景之学。临床上独尊经方，以大剂称著。退休前为广州市越秀区中医院院长。2000年被广州市政府评为“广州市名中医”，现为广州市中医学会仲景学说委员会主任委员，著有《黄仕沛经方亦步亦趋》《梦回伤寒四大金刚》等。

自　序

回忆过去三年的学医旅程，初时迷茫彷徨，在恩师杨宏志教授的亲授指导下，主攻仲景学说，运用六经辨证和经方，小有收获。

此书出版前夕，正值新冠肺炎在我国及全球多个国家肆虐。疫情期间，前线每天都传来中医中药战胜病毒挽救生命的好消息，也更加坚定了我继续追寻仲景先师的笃志信念。我也希望通过本书告诉更多的人，选择学习中医知识，颐养生命，关键时可以守家，可以护国。

两年前，我动笔写下《木棉花》，开始了《遇见中医》的路程，为的就是用简单的方式科普中医，告诉世人养生保健的知识和方法。

每天清晨，我喜欢在离家不远的烈士陵园，戴上耳机慢跑，耳机里传来《伤寒杂病论》原文的诵读声，晨曦伴着微风拂面。

公园里，每天都会遇见来自附近医院、环湖慢步的患者，他们或坐着轮椅，或挂着尿袋，或拄着拐杖，或被搀扶着慢走，神情凝重。

苦疾人如同《叶子》般飘零，如枯萎《木棉花》被碾落成泥。

看着他们，我仿佛看着《化疗，还是不化疗》的乳腺病患者，喜欢喝烫烫鲜鱼汤的《食道癌》姨父，《中风》后瘫痪卧床十多年黯然离去的惠华姑母……静夜里，《台灯》下，脑海浮现着他们的沉吟，仿佛在鼓励我：坚持、坚持、不要放弃！

生命，是一场盛大又奇妙的遇见，如同我《遇见中医》。

我坚持完成了《遇见中医》，分享我的中医学习之路，分享学习仲景条文的点滴收获。

我告诉世人我的遇见，告诉世人养生的重要，告诉世人许多病症其实可以预防。

《遇见中医》谨献给父母、妻子和女儿及所有关注自己和家人健康的人们，希望能对你们有所帮助。

父辈已年老体衰，女儿幼小需要守护，吾辈也入中年，常感心有余而气不足，养生、保健、防病，及如何与自然和谐，是我需要与他们的对话，也是我的自诉，诉世人病症……

《遇见中医》临近印刷之际，新冠肺炎疫情突然暴发，我请求出版社再留给我些时间，以补充疫情相关内容，我希望用我所学，告知同胞预防的方法。

大年初六，我完成了《新冠肺炎》一文；正月二十三，我根据朋友侄女在疫情期间发热恐慌案，又完成了《守护》一文，文章篇数也变为三十九篇。

这是个有特别寓意的数字。“夏练三伏，冬练三九”，数九寒天，就是从冬至逢壬日（干支纪日）算起，每九天算一“九”，一直数到“九九”八十一天，而三九天，是逢壬日算起的第三段寒冷时间，也是一年中最寒冷的一段时间。古人喜欢画九九消寒图，期待着“九尽桃花开”，九朵梅花染红，便是寒气已尽、天气暖和之时。

冷在三九，然而，三十九篇文章写毕，寒冬就要过去，一切都会好起来。

感谢著名画家蒙建光老师为《遇见中医》创作插画，感谢中山大学附属第三医院中医科邹增城主治医师、王凤林主治医师，广东第二师范学院罗翠婷女士，香港中文大学许依宁女士为本书校对，设计达人潘景娥女士修图和排版，还有很多朋友给予了关心与帮助，在此致以真挚的谢意。

感谢广东中医师承教育研究中心，推动中医传统师承教育。

感谢国医大师孙光荣教授为本书题写书名。

感谢首都国医名师冯世纶教授百忙中审阅修改及作序。

感谢经方名家黄仕沛教授作序。

感谢恩师杨宏志教授，感谢您指导和审核我给患者开的每个处方，感谢您会诊我的每个病人，指导我每个病案，师父您在引领我前进，推动我进步。

愿有缘人读到三十九篇文章，愿寓意着寒去暖来的“三九”，祛除一切灾难病痛，疫情早日结束。

弘扬中医文化，传播养生精神！

感恩，遇见！

陈权

2020年2月18日

目　录

辑三：医国归兮

开篇：新冠肺炎

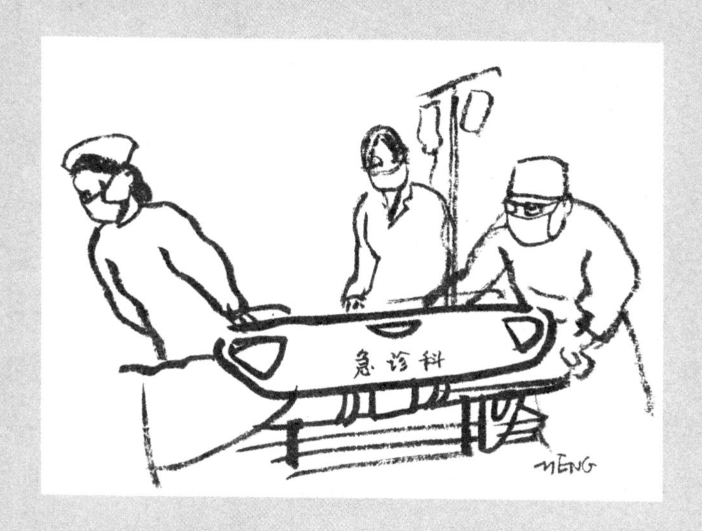

1月21日，离春节还有四天，我在上海参加会议，看到开放式大办公室里有位女同事一直在咳嗽、流鼻涕，我上前问候，她说很难受，耳鸣，我给她把脉望舌，建议她马上戴口罩和服用小柴胡冲剂。

离开她座位时我很认真地跟她说，尽快请假休息，自我隔离。

1月21日，离春节还有四天，同事胡科取消了回武汉的机票，决定独自一人留守上海过年。他的老婆孩子在几天前回武汉老家了，原计划全家回老家热闹，而今只能分隔，他很担心。

1月22日，离春节还有三天，国家卫生健康委员会发布了《新型冠状病毒感染的肺炎诊疗方案（试行第三版）》，该《方案》第一次增加了“中医治疗”内容，并把此病确定为中医疫病范畴，病因为感受疫戾之气，病位在肺，基本病机特点为“湿、热、毒、瘀”。

这一天，收治新冠肺炎患者的定点医院广州市第八人民医院开始运用由广东一方制药调剂的中药配方颗粒——“肺炎1号方”（后用名“透解祛瘟颗粒”）救治患者。

这一天的夜里，广东中医师承教育研究中心（以下简称师承中心）负责人韩爱忠先生给广东省中医药局领导发了随时待命带领全体中医师承学员投身抗疫一线的军令状。

也是在这一天的上午，我戴上口罩，乘坐东方航空公司FM9535航班从上海虹桥国际机场经停厦门回湛江。

1月23日，离春节还有两天，武汉宣布“封城”。

1月24日，除夕夜，中山大学附属第三医院在短短的三小时内组建了医疗队，连夜出发前往武汉支援前线。

注定让无数人无眠的除夕夜里，窗外爆竹声驱不散阴霾，热气腾腾的团年饭暖不动压抑，女儿受了凉发低烧，母亲带着恐慌不停地问孙女是不是感染了病毒。

我安抚母亲，给女儿喂了三包小柴胡冲剂和两包风寒感冒冲剂，用热水给她泡脚，哄女儿睡觉。

不知道有多少人在恐慌中度过这个除夕，不知道有多少人在抗疫前线努力，我借着台灯的光，连夜写了《重视从“伤寒温病”治疗新型冠状病毒肺炎》，写中医对抗传染性疫病的几千年经验，写从中医角度看病毒性肺炎的分析，告知大家预防方法。

我希望给大家鼓鼓劲儿，艰难险阻我们曾经历过，别怕，会好的。

1月25日，大年初一，9时，女儿退烧了，大家都松了口气。我打电话给各位亲友拜年，并歉意地告知各位今年由于疫情无法相聚。父亲和我住在一起，今年无法会见亲友，他有些郁闷，但也接受了我的解释。

当天，师承中心和广东省自然医学会在微信公众号上发表了我的文章。

当天，我转发了“前往海南被滞留在湛江的武汉同胞免费入住酒店指南”信息，时时刷新网络信息，看疫情动态，只看到那不断上升的病例数字。每一个数字背后都是一个有血有肉的普通人。

1月26日14时，师父杨宏志教授带领中医科戴敏副主任医师、肖阁敏主治医师成立会诊小组，对中山大学附属第三医院（收治新冠肺炎定点医院）收治的新冠肺炎确诊和疑似病例，开始了中医会诊。

三天后，以中药干预治疗的几位患者情况好转，病毒核酸检测转阴。

17时，“快问中医”互联网医院微信公众号转载了《重视“伤寒温病”治疗新型冠状病毒肺炎》，推文附上了《广东省名中医杨宏志教授学术传承工作室针对“新型冠状病毒”肺炎经方瘟疫诊疗推荐方案》。

1月27日，大年初三，根据师父杨宏志教授提供的内容和提纲，我参与整理了《借鉴1910年东北“肺鼠疫”经验以防控为主控制疫情的紧急政协提案》，师父通过“直通车-省委”通道递交了这个紧急政协提案。提案建议疫情以隔离防控为主、以中医提高免疫力的“治未病”为主、以保护医疗实力为主，及尽快把中医院纳入收治新冠肺炎患者定点医院名录。

我能做的只有这些了，我也想和师父一样上战场治病救人，利用所学帮到患者，但我不是医生，我只是一个普通人。我还能做点儿什么呢？

汪师姐所在医院的医疗物资告急，我通过各种人脉寻找防护服供应商未果，联系上的厂家都没货了，一个朋友给我发了全国防护服厂家电话，我一个个地拨打，全都打不通，帮不上忙。我还能做点儿什么呢？我只是一个普通人。

1月28日，大年初四，女儿吵着要出门玩，她被困在家里十多天了。家里的食物也剩得不多了，我安抚女儿，戴着口罩出门采购生活必需品。

天有点阴，街上一个人都没有，如同死城，只有超市还亮着灯。超市里只有几个顾客，大家都戴着口罩，沉默，行色匆匆，拿了商品后马上付款离开。

1月29日，大年初五，2003年的“抗非”英雄、感染科主任陈友江医生，从深圳发来了穿防护服的照片，我觉得这是他最帅的照片，这天他们科室在收治的疑似患者中有一名转为确诊患者。

大年初五当天，快递来电让我收件。物品是伍尔特（中国）有限公司从上海紧急寄来，给每位员工准备的15个伍尔特牌FFP2（欧标，和美标N95口罩过滤系数接近）口罩。和口罩一起寄来的还有一张暖心的纸条，纸条内容：“沿途各部门领导，口罩系我公司发放给员工日常使用，请勿征用，我们的员工也需要保护。”

同事胡科还在上海，他每天都向家里打五六个电话，看着从确诊病例到死亡病例的不断攀升，他挂了电话，靠在阳台的栏杆上，吐了口烟。他不能哭。

……

疫情，让所有人春节假期延长，全民进入了不走亲、不访友、闭门不出、自我隔离的防控状态。

抚古思今，人类抵御疫病的战役从未停止，我们这次面对的对手极其猛烈凶狠。

全国上下三十多个省、自治区和直辖市的中医药局、中医院和名中医相继发布了中医药对新冠肺炎的预防和治疗意见。

首都医科大学附属北京中医医院院长刘清泉教授与中国中医科学院广安门医院急诊科齐文升主任医师于1月21日中午抵达武汉，作为第一批中医专家参与到抗击新型冠状病毒肺炎战役中。

面对疫情，中医人心存敬畏，但不害怕。

医者是患者的护卫，是最后一道防线，只有坚守，从未退缩。

《中医药防治非典型肺炎（SARS）研究（一）中国疫病史鉴》记载：

“从西汉到清末，中国至少发生过321次大型瘟疫。中医药与各种瘟疫展开了一次又一次的生死对决，在有限的地域和时间内控制住了疫情的蔓延。中国的历史上从未出现过像西班牙大流感、欧洲黑死病、全球鼠疫那样一次瘟疫就造成数千万人死亡的悲剧。”

《中国中医药报“抗非”十年回顾》报道，2003年广州中医药大学第一附属医院作为定点医院，以中医药为主中西医结合治疗SARS患者73例，所有病例全部治愈出院，患者零死亡、零转院、零后遗症，本院医护人员无一人感染。

《伤寒杂病论》对于传染性疫病有详细的诠释。

《伤寒论》序：

“余宗族素多，向余二百。建安纪年以来，犹未十稔，其死亡者，三分有二，伤寒十居其七。感往昔之沦丧，伤横夭之莫救，乃勤求古训，博采众方，撰用《素问》《九卷》《八十一难》《阴阳大论》《胎胪药录》，并《平脉辨证》，为《伤寒杂病论》合十六卷，虽未能尽愈诸病，庶可以见病知源，若能寻余所集，思过半矣。”

这段序的意思：

“我（张仲景）的同宗同族的人口本来很多，从前有二百多人。从建安元年以来，还不到十年，其中死亡的人，有三分之二，而死于伤寒（广义的伤寒包括“中风”“狭义的伤寒”和“温病”）的要占其中的十分之七。我为过去宗族的衰落和人口的丧失而感慨，为早死和枉死的人不能被疗救而悲伤，于是勤奋研求前人的遗训，广泛地搜集很多医方，选用《素问》《九卷》《八十一难》《阴阳大论》《胎胪药录》等书，并结合辨别脉象和辨别证候的体会，写成了《伤寒杂病论》共十六卷。即使不能全部治愈各种疾病，或许可以根据书中的原理，在看到病证时就能知道发病的根源。如果能运用我编写的这本书的有关内容，那么，对于伤寒病的问题，大多数能弄通解决了。”

不仅是《伤寒杂病论》，《温病条辨》和《温疫论》

等中医经典，也都留下了中华儿女几千年以来和传染性疫病作斗争的记录和宝贵治疗经验。

我们看到，在整个疫情斗争过程中，中医中药人奋斗在前线，不断地为研制抗冠状病毒药物而努力。

1月29日，我以后勤志愿者的身份，加入了“快问中医”互联网医院义诊团队，我感谢这三年以来日以继夜的中医学习之路，学到的本领终于有了用武之地，虽然我能做的真的微乎其微，但哪怕只是一点点“能做的”，也让我激动不已。

辑一 ◎ 负笈随师

《学记》言
善教者，使人继其志
在口传心授中
传承的不单是知识和经验
亦是信念与情感

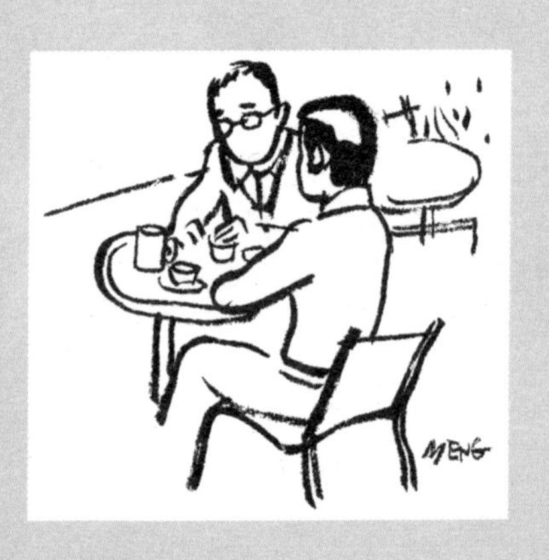

缘起

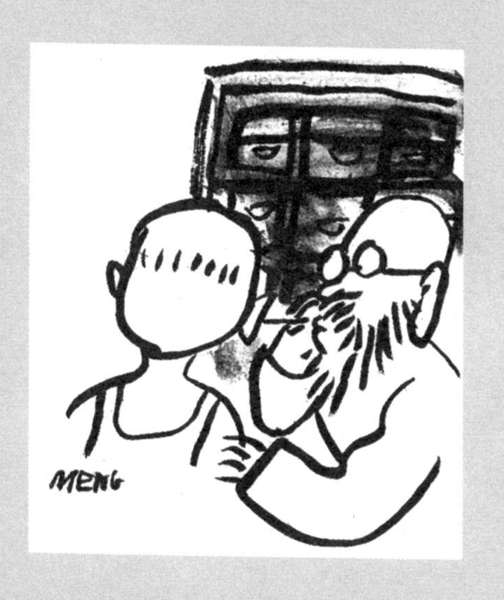

读小学时，我患上中耳炎，耳朵里不断流出液体，父亲领我到老中医面前，老中医用小管把中药粉吹进我的耳朵里，不久便痊愈了。

人的一生，会与很多人，很多事相遇；
有些走近了你，嵌入生命；
有些擦肩而过，山水不相逢；
有些则会与余生相伴随，就如我遇见了中医。

我出生在雷州半岛的一个渔港小镇，在我小时候，那个缺医少药的年代，中医是最重要的医疗手段。镇里有一位老中医，方圆几十里的居民遇到病痛都会向他求医。

读小学时，我患上中耳炎，在教室里上着课，耳朵不断地流出液体，父亲领我到老中医面前，他用小管把中药粉吹进我的耳朵里，不久便痊愈了。

老中医年轻时是我祖上药房里的药童，新中国成立后开药房坐门诊。

我祖上曾开过中医诊所和药房，年轻一辈少有人知，一则因历史久远，二则新中国成立初期祖辈曾因此被定性为大资本家，经常挨斗，故此父辈们不愿提起旧事。

凭着这点渊源，幼时的我常去找老人家玩，围着他用松木做的药斗转，笑着问他不同柜子里药材的药性。

他只当逗趣，带我背起了《汤头歌诀》[①]——

“麻黄汤中用桂枝，杏仁甘草四般施，发热恶寒头项痛，无汗而喘服之宜……”

毕业后，我在城市里打拼，在不同的时间段里，身体出现过不同的问题。倦怠乏力、少气懒言、偏头痛、咽痛、牙痛、眼花和肩膀疼痛等，这些问题看似不严重，但我却深受其苦，而又无可奈何。

西医为主流的当下！

咽喉痛我求治于三甲综合医院耳鼻喉科；

牙痛即前往口腔医院；

眼疾选择到眼科医院；

……

① 《汤头歌诀》，古代医方著作，共一卷，清代汪昂撰，刊于1694年。书中选录中医常用方剂300余方，分为补益、发表、攻里、涌吐等20类。以七言歌诀的形式加以归纳和概括。每方附有简要注释，便于初学习诵，是一部流传较广的方剂学著作。

然而，种种病痛遇上西医后，却得到了模版式处理。

咽痛开抗生素加清热解毒的中成药；

牙痛就拔牙或做根管治疗；

眼睛问题滴眼药水和吃促进微血管循环的西药；

……

各种流程不断重复，病痛却总是无法真正治愈，即使当时情况有所改善，旧疾也时常复发。

曾听闻，我们医疗体系的积弊已渐渐浮现。医院的患者逐年增多，医院的病床人满为患，医疗财政负担愈加沉重。

部分以消灭有害细胞为基础的医学对抗疗法和中医“扶正”理念相悖。一些没有辨证论治、只着眼于消灭病原体的过度治疗，“杀敌一千，自损八百”，侵害着国人的身体。

心脏病、高血压、糖尿病、痛风患者需长期依靠药品延续生命，药物的副作用颇为严重。

……

研学中医后，我开始特别留意当下年轻人的生活状态，很多年轻人通宵熬夜、酗酒，疯狂地消耗身体。不健康的生活方式让年轻人的身体素质急剧下降，邪气入侵，免疫系统遭受重创，身体抵抗力下降，脑梗、心梗、高脂血症及各种心理疾病频发，发病年龄屡创新低。

我常常苦口婆心地同患者说：“病不是治好的，是养好的。”

常有人向我咨询亚健康状态如何治疗，希望寻求帮助，我一般不急于给出意见，而是先了解对方的生活作息习惯。很多患者在接受治疗的同时，依旧熬夜、贪嗜烟酒、饮食不节，作息无常，情志不遂，病如何会好呢？

我比大多数人幸运，不仅结缘中医，还遇见了师父杨宏志教授及带给我许多知识、激励我前进的诸位师友。

学习中医，令我得以养生延年。

习医前，我体质虚弱容易感冒，睡眠差，做梦易醒，白天只喝些清茶都难以入睡。

习医后，我顺应四时，虚邪贼风，避之有时，食饮有节，起居有常，身体机能越来越好了，平日里感冒也少了，睡得又沉又香，即使晚上喝茶也不妨碍睡眠了。

尽管，越来越多的人和我一样开始学习中医养生，但仍有很多人因平素错误的生活方式而导致疾病，沉疴难愈，痛不欲生。

曾有患者问：

“活着，如此痛苦，是为什么呢？”

还有患者说：

“我现在已万念俱无，只希望病能快点好起来。”

我听后痛心不已。

古人云：“上工不治已病，治未病。”

我希望为此尽一点微薄的心力，祈盼通过《遇见中医》影响更多的人加入养生、治未病的群体。

唯愿世人不再为不当的生活方式付出难以承受的代价，提前详悉中医养生、保养身体的知识，未雨绸缪，令各类苦疾消释于未萌之时。

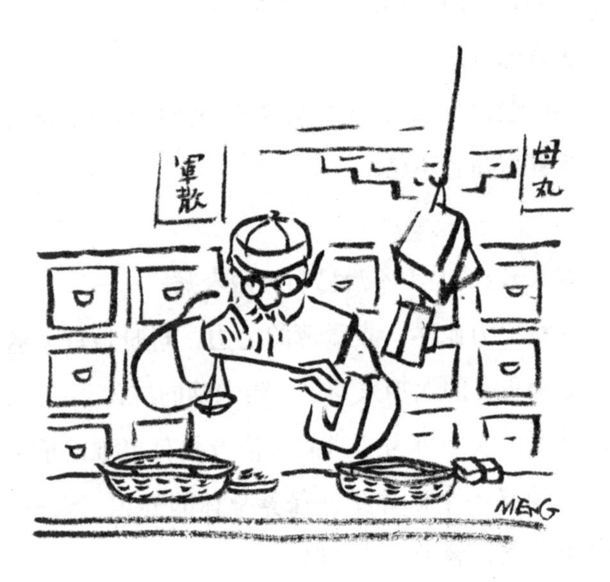
軍散
母丸
MENG

当年和当下

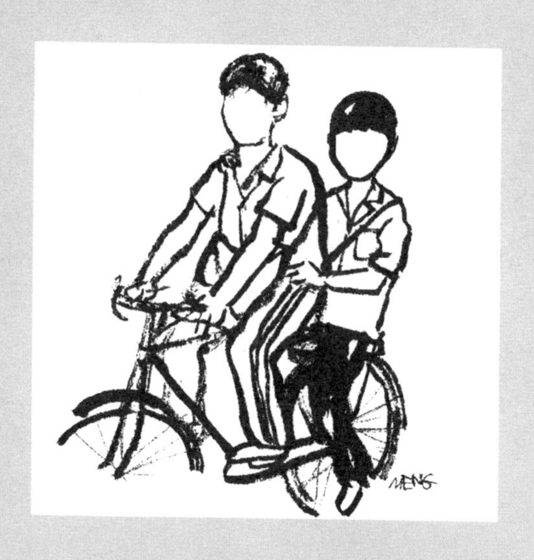

我转学到距离老家百多里路的国营湖光农场小学，在一个从名字上就带着时代烙印的地方读书。

每一段记忆，
都对应着一寸痕印，
只要时间、地点、人物的楔子组合确当，
无论尘封多久，
彼时的人与景，
都将在遗忘的边缘中被重新拾起。

国庆节后的一个夜晚，我接到一个陌生的电话，对方激动地告诉我，他是我在农场读书时的小学同学，费了多少周折方才找到我的电话，还提起一个个熟悉的名字……国庆节时同学间的一次聚会，唯独缺我。

小学三年级下半年，我转学到距离老家百多里路的国营湖光农场小学，在一个从名字上就带着时代烙印的地方读书。

这个以种植橡胶为主的国营农场里，作为第一代农场知青的叔公，把自己的儿子送进了第一军医大学。

那是1980年前后，20世纪80年代文化狂欢的初始，知识分子重返话语中心，一切生气勃勃又喧嚣浮躁，知识被崇拜，文化被追捧，诗文被传颂，而考上军医大学的堂叔更成了小镇上的荣耀，整个家族都为此感到光荣。

湖光农场沸腾了，家乡小镇沸腾了，播放电影，搭台唱戏，宴请亲友，热闹了许多天。

那个年头，大学生极为罕见，是天之骄子，是难以触及的云端。为了让我得到更好的教育，父亲将我送到这儿，寄宿在叔公家，他期望我在叔公的教导下，也能像我堂叔一样，有朝一日蟾宫折桂，光耀先祖。

我就这样来到了湖光农场场部小学，转瞬间已30年。

没有电话，没有微信的年代，仅凭一枚小小的邮票与旧友新知相连。地址几番变更，年月逐日消磨，渐渐地，我与昔日同窗失去了联络。

后来，我也曾重游故地，踏着从前走过的小路，抚摸旧日住过的瓦房，而同学们，却是多年没见。

印象里稚嫩的脸庞和音声渐渐模糊，只余往事历历在目。

我突然接到儿时玩伴的电话，初时的错愕过去，余下的只有感怀：30 年了，时光将我寻回来了。

我加入了同学微信群，也参加了几次同学组织的聚会活动。

回思儿时玩闹的模样，看如今觥筹交错间的融洽，只觉岁月如水，不舍昼夜。

忽看当下，我们不再是昔日的模样，但往事不曾流逝，在生活的万般磨难下依旧留存了几分温柔。

一次聚会时，尚还不过九点，江伟同学便与我们辞别。

我们数次挽留，说“等下去宵夜，去喝酒，明儿是周末，不打紧的。”

但他微笑着道：“我需要回去休息了。”

江伟离开不久，就在微信群发了一条信息：

“经曰：秋三月，此谓容平。天气以急，地气以明；早卧早起，与鸡俱兴；使志安宁，以缓秋刑；收敛神气，使秋气平；无外其志，使肺气清，此秋气之应，养收之道也。”

这段出自《素问·四气调神大论》[1] 的条文我也曾读过，难道，江伟同学对中医有所了解？

果然，随后听其他同学说：江伟善于养生，对中医有浓厚的兴趣，正在探索其中的奥妙。

“由来道同志易合，顾人谓我此可交”。

我是中医爱好者，但苦无良师教诲，益友相携，未曾经过系统的医理学习，如今得遇知音，自是喜不自胜。

于是我联系江伟，向他请教中医知识，随后他便将我拉进了中医学习微信群。

群里都是中医爱好者和疾病患者，学习氛围浓厚热烈，更有资深中医坐镇，共同交流，问者求知若渴，知者知无不言。群里的互动令我获益良多，也解决了困扰我许久的诸多问题。

---

① 《黄帝内经》分《灵枢》《素问》两部分，是中国最早的医学典籍。《黄帝内经》建立了中医学上的“阴阳五行学说”“脉象学说”“藏象学说”“经络学说”“病因学说”“病机学说”“病症”“诊法”“论治”及“养生学”“运气学”等学说，从整体观上来论述医学，呈现了自然、生物、心理、社会“整体医学模式”，奠定了人体生理、病理、诊断以及治疗的认识基础。其基本素材来源于中国古人对生命现象的长期观察、大量的临床实践以及简单的解剖学知识，是一本综合性的医书，被称为医书之始祖。

但不成体系的自学模式让我举步维艰。学医之路，还需名师指点。

由此，我萌发了拜师学医之念。

江伟求学于一位隐于闹市的民间中医，他们亦师亦友。

我向江伟提出拜访其师的愿望：一来我虽自学中医知识，但难得法门，希望能得正确的指引；二来父亲近年病痛缠身，祈望这位中医能为父亲开些药方来调养身体。

父亲为家里毕生操劳，饮食不定时，身体时有不适。口苦，胃口不好，胸闷，腹胀及难入睡，是父亲常常随口念叨的病征。

早些年，我带父亲去过广州的几家大医院，做了很多检查，也吃过一些药，症状却没有多少改善。

父亲对医院的治疗也逐渐失去信心，并说："不费这个钱了。"

拗不过父亲的意愿，我也只能送他回老家，让父亲以饮食、作息调养为主。

在江伟引荐下，他介绍的中医为父亲开了几副自煎的中药，也交代了些"温中健脾，和胃止痛"中医治法、治则的话。

因路途遥远，我不能时时在父亲身旁随侍，父亲未能坚持问诊治疗。

然而，身为人子，老父亲没有根治的口苦，纳差，胸闷，腹胀及难入睡等问题，始终是在我心上压着的顽石，是我思绪中徘徊不去的隐忧。

我在心中立下誓愿，将来，愿能熟读医书，勤修术方，以减轻父亲的苦痛，哪怕仅是一丝一毫。

我想保护我的家人。未敢言济世，惟求能济人。

师承

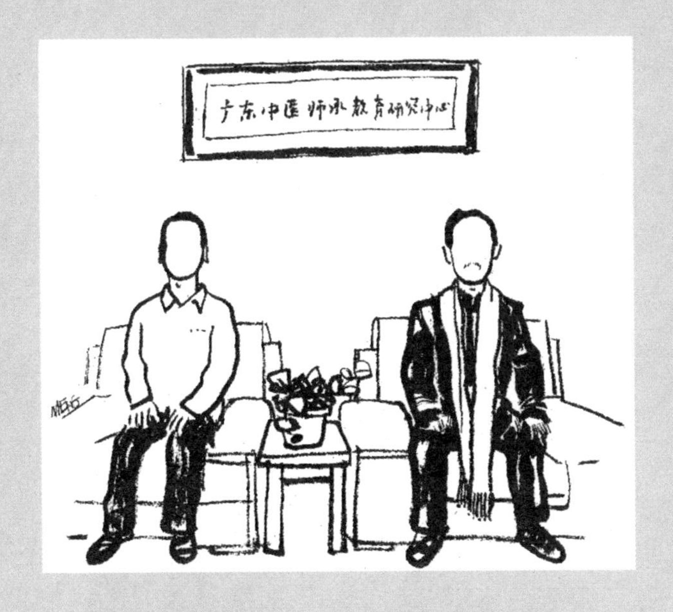

我和师父杨宏志教授签订了《传统医学师承关系合同书》，正式确立了彼此间的师徒关系。所谓“师承”，指学术、技艺上的一脉相承。

2017年的5月14日，在南方公证处公证员的见证下，我和师父杨宏志教授签订了《传统医学师承关系合同书》，正式确立了彼此间的师徒关系。

中医师承教育[①]采用双向选择制，导师是否接受学生遵循自身意愿。故此，在签订合同书的两个星期前，我来到中山大学附属第三医院中医科，接受杨教授的面试。

大雨方歇，微风轻拂着路旁的枝叶，垂下晶莹的水

---

① 中医传统师承教育，即以传统的师徒授受方式传承中医经验、培养中医人才，简称中医传统师承教育。中医师承不同于院校教育，已有千年历史的师承教育，既是临床型中医人才的摇篮，又是培养基层中医药人才的有效办法。在《中医药法》《执业医师法》《传统医学师承和确有专长人员医师资格考核考试办法》（原卫生部52号令）和《中医医术确有专长人员医师资格考核注册管理暂行办法》（原卫计委15号令）等法律和政策的规范下，师承教育已成为非中医学学历人士考取医师资格的合法途径。广东中医师承教育研究中心是中医传统师承教育机构，为培养基层中医药人才做出积极贡献。

珠，整个世界都如被洗过一般，干净明澈。我跨过行人来往的石牌天桥，怀着期待，随着病患人流走进医院大门。

进入诊室时，我一眼便认出和照片一样、眉目清朗、身着白大褂，干净素朴，正在给患者切脉问诊的杨教授。

待杨教授接诊空隙，我上前打招呼并说明来意。

杨教授点头微笑说："我还有几个病人，你先坐旁边稍等。"

杨教授给候诊病人问诊完，便领着我到诊室休息室坐下，我刚做完简单的自我介绍，正准备介绍我的工作及家庭情况时，便有跟诊医生来提醒，又有病人排队候诊了。

杨教授说："我还需坐诊，你在这儿看看书，待看完患者，我们晚上一起吃饭，继续聊。"

医师的培育周期长且职业压力大，更肩负着患者的生命和健康。杨宏志教授作为岭南名医，每日来求诊的患者数量之多、工作任务之繁可想而知。

于是，我便在休息室里翻看着杨教授编著的《肝脏疾病及相关病中西医诊断与治疗研究》，一直等候到医院下班。

天色尚早，我们就近选择了一家安静的餐馆坐下。

杨教授问了许多问题，包括我学医的理由、读过的医书、临床经历、能否坚持跟诊、未来规划，甚至是我的个人爱好及优缺点，杨教授都有问及。我也一一认真作答。

杨教授对我学中医的初心尤为关注。

我向杨教授表明自己学医是为了守护家人的健康，令家人不再受病痛侵扰。同时，也阐述了自己求学中医的心路历程：从为父亲求医的无助、亲尝病痛后自学中医的迷茫、习读医书时的艰难，到和民间中医的接触、在针灸班学习的情况等，并借机询问这期间的种种疑惑。

杨教授始终认真倾听，并耐心地给予点拨，使我如醍醐灌顶。

精诚所至，金石为开。感受到我拜师学医的心意真切，杨教授再三考虑后，终于说："好，我收下你这个徒弟。"

我先是稍愣了一下，然后马上举起茶杯以茶代酒，欣喜地称了一声"师父"。

杨宏志教授学识渊博，是全国老中医药专家学术经验继承指导老师、广东省名中医、国家中医肝病临床重点专科学科带头人，现任中山大学附属第三医院和附属岭南医院中医科主任。希望成为杨教授弟子的学员不知凡几，我当初报名只是打算稍做尝试，不曾想，我竟真的有幸成为杨宏志教授的传承弟子。

面对杨教授，我又一次不安地提出那个问题："我年过不惑，医学基础薄弱，能否学好？"

杨教授当即肯定地说："当然能！

你学医是为守护自己和家人的健康，出发点很好，有这样的信念，就有了学习的动力和支撑。

医圣张仲景[①]见众多族人因伤寒而丧亡，求学中医，'勤求古训，博采众方'，成就《伤寒杂病论》；药王孙思邈[②]幼时因汤药之资耗尽家财，为家人不再被医资所累，发奋习医，写下《千金方》；朱丹溪[③]因慈母染病然求医未果，自学中医三年，开方治愈母亲，著下《格致余论》。

为家人和自己治病而学医有成的例子俯拾即是，为

---

① 张仲景，名机，字仲景，南阳涅阳县(今河南省邓州市穰东镇张寨村)人。东汉末年著名医学家，被后人尊称为医圣。张仲景广泛收集医方，主要整理了《汤液经法》，书名为《论广汤液》，王叔和改名为《伤寒杂病论》，完善了六经辨证理论体系。

② 孙思邈，京兆华原（今陕西省铜川市耀州区）人，唐代医药学家、道士，被后人尊称为"药王"。

③ 朱丹溪，字彦修，元代著名医学家，婺州义乌（今浙江金华义乌）人，因其故居有条美丽的小溪，名"丹溪"，学者遂尊之为"丹溪翁"或"丹溪先生"。

报亲恩是你学医最为深切的缘由。别担心，年龄不是问题，兴趣才最重要。”

说到此处，杨教授抿了口茶，轻叹一声，接着说：“学医保护家人，这是最纯粹的想法了。仲景曰：‘上以疗君亲之疾，下以救贫贱之厄，中以保身长全，以养其生。’学医救人，不求悬壶天下，自救也是好事。

但有两种人不可取，一是庸医，顶着中医名头招摇撞骗，败坏杏门名声。二是不分青红皂白，诋毁中医，数典忘祖之辈。”

我深以为然。

中医经典大多以文言文写就，学习难度较大，因寻常百姓不习医书，才令骗子有了行骗的空间。

一边是“伪中医们”打着“传统中医养生”“家传秘方”等幌子，凭借着各类电视广告和虚假讲座误导百姓。

另一边，却是对所谓“中医保健品”不甚了解的人们未加思索地花费大量积蓄，却未能换回期待中的健康的事实。这也让人们对中医产生误解，滋生诽谤中医的不实言论，把中医和巫术、迷信以及骗术联系起来，以为相信中医便是愚昧无知，否定中医方才清醒明智。

我和杨教授相谈甚欢，不留神间，几个小时便过去了。

“所以，年龄不是问题，兴趣才是最重要的，如果你时间允许，尽快安排来跟诊学习。”最后，杨教授说道。

“跟诊？我的中医基础还不够牢固，可以吗？”虽读过一些相关书籍，但听到须立即到三甲医院跟诊，我不禁有些患得患失了。

“临床跟诊可以让你对疾病和患者立刻有感性的认识，也可以更快地帮助你学习。”杨教授似乎看出了我心中所思，笑着对我说。

于是，在认识杨教授的第六天，我便开始随师跟诊了。

“师承”，指学术、技艺上的一脉相承。

随着学习不断深入，并在师父杨宏志教授的悉心教导下，我的中医知识不断得到积累，临床经验也愈加丰富。

《学记》言：“善教者，使人继其志。”在口传心授中，传承的不单是知识和经验，亦是信念与情感。

跟诊

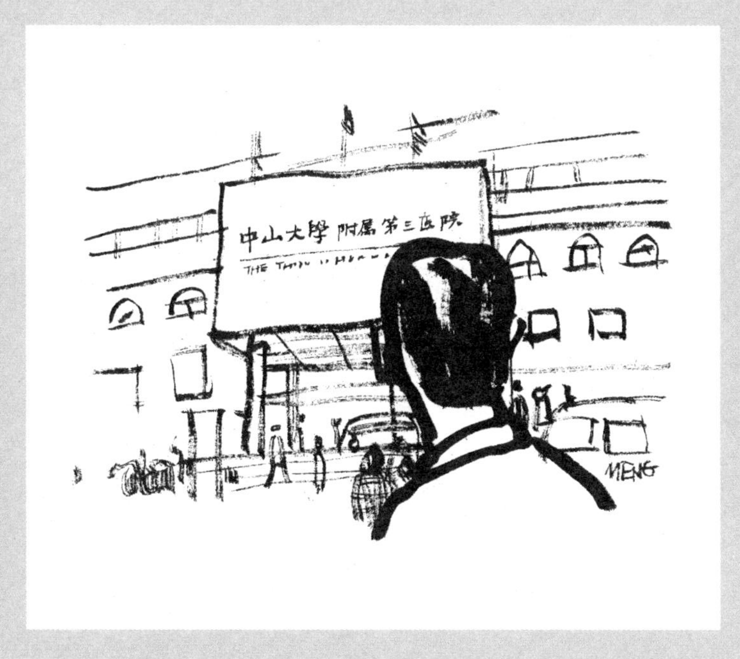

春生夏长，秋收冬藏，漫长的一段年月里，师父的诊室对我来说始终是开放的课堂。

初次跟诊，是在认识师父的第六天。

一同跟诊的还有广州中医药大学和中山大学的三位在读研究生以及本院两位在职医生。和我一样，他们都早早地来到诊室等候。

早晨七点四十许，师父迈着轻快的步伐，准时走进诊室。

跟诊医生将整理好的病历交给师父。

师父看到等候在一旁的我，微微带笑地说："来了？"

我恭敬地回答："是的，师父。"

师父坐下之后，示意我搬椅子坐他身旁，向我说明每周出诊的时间安排，然后翻开一本病历，叫号，开始诊视。

第一个病人主诉失眠，中医称此症状为"不寐"。

患者舌淡红、苔白厚腻，畏冷也畏热、无汗，有时感觉头昏和右侧胸部不适，大便稍硬、小便调、纳差，晨起口干口苦，脉弦数。

中医诊病，须经望闻问切。

《难经》[1]第六十一难：

“望而知之谓之神，闻而知之谓之圣，问而知之谓之工，切脉而知之谓之巧。望而知之者，望见其五色，以知其病。闻而知之者，闻其五音，以别其病。问而知之者，问其所欲五味，以知其病所起所在也。切脉而知之者，诊其寸口，视其虚实，以知其病，病在何脏腑也。”

师父教我中指按在关脉部位，接着用食指按寸脉部位，无名指按尺脉部位，以指目按触脉搏。

师父把完脉后让我也试着把脉。

指尖下，感受到心脏强有力的跳动，和随之迸发的生命力。我默默体会着这样的鲜活，用心斟酌着病人的脉象。我想，这就是师父所说的感性认识吧。

① 《难经》原名《黄帝八十一难经》，又称《八十一难》，是中医现存较早的经典著作。关于《难经》的作者与成书年代历来有不同的看法，一般认为其成书不晚于东汉，内容可能与秦越人（扁鹊）有一定关系。《难经》之“难”字，有“问难”或“疑难”之义。全书共八十一难，采用问答方式，探讨和论述了中医的一些理论问题，内容包括脉诊、经络、脏腑、阴阳、病因、病机、营卫、腧穴、针刺、病证等方面。

望闻问切，师父写好第一个病人的处方，侧身对我说：“口苦、咽干、目眩、寒热往来、胸胁苦满、默默不欲饮食……这是少阳病，你熟悉少阳病吗？”

我回答说尚还不熟悉。

师父微笑着说：“你未来要重点学习《伤寒论》，从六经辨证提纲开始。”

在中医界，素来有经方派和时方派之说。

师父属于经方派，亦称仲景派，临床辨证以张仲景《伤寒论》的六经辨证为主，其他辨证为辅，开方参照《伤寒论》和《金匮要略》的方剂，再根据病人情况稍做加减。

在师父的指导下，我重点学习《伤寒论》，使用经方。随着学习的深入，面对患者病症时，我更加胸有成竹了。

此后每周，我都随师跟诊。

虽然半路出家，未曾系统地学习过中医知识，初时不大看得懂师父的处方，但我不懂即问，好学不倦，师父也是每问必答，未做保留。

在持续不断的学习中，我逐渐对一些方剂，特别是师父擅用的经方，有了更深的认识。久而久之，跟诊学习不再像初期那么吃力，偶尔还能提出自身独到的见解。

跟诊其中一个重要的环节是写病历，师父要求严格，我必须按《十问歌》[①]的要求逐条问诊并记录。

然因过去长期使用电脑，我时而会提笔忘字，也担心因自己书写的病历不够工整而影响病人的报销。好在有一位硕士师妹相助，我渐次熟悉了病历及处方的书写、电脑录入打印等临床接诊操作。

师父要求我给病人写好病历后，先做初步的辨证、诊断和预开方。

于是，我会先在一张小纸条上写上自己的诊断和处方，师父再根据我的诊断和处方做出点评和打分，最后进行解说。

师父这样“一对一”的带徒模式，令我有长足而显

① 明代医学家张景岳在总结前人问诊要点的基础上写成《十问歌》，清代陈修园又将其略做修改补充为：

一问寒热二问汗，三问头身四问便，
五问饮食六胸腹，七聋八渴俱当辨，
九问旧病十问因，再兼服药参机变，
妇女尤必问经期，迟速闭崩皆可见，
再添片语告儿科，天花麻疹全占验。

《十问歌》内容言简意赅，可作问诊的参考。但在实际问诊中，还必须根据患者的具体病情灵活而重点询问，不能千篇一律地机械套问。

著的进益。

春生夏长，秋收冬藏，漫长的一段年月里，师父的诊室对我来说始终是开方的课堂。

排队候诊、把脉问疾、录入病案……我坐在师父身旁的椅子上，浸润在师父的教导中，一点一滴认真地学习着。

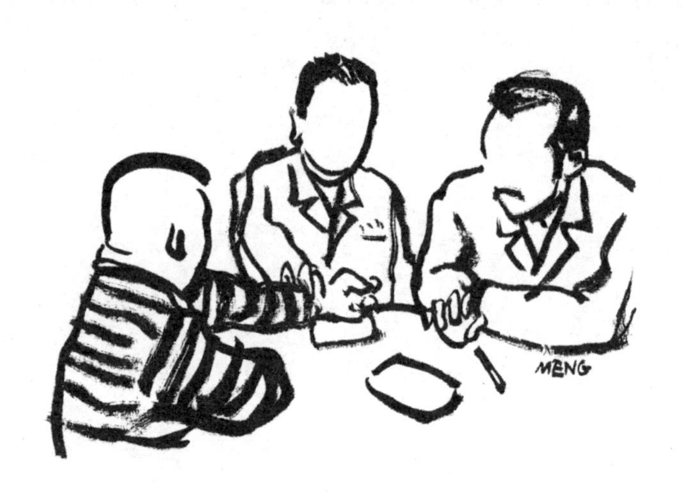
MENG

微斯人，吾谁与归？

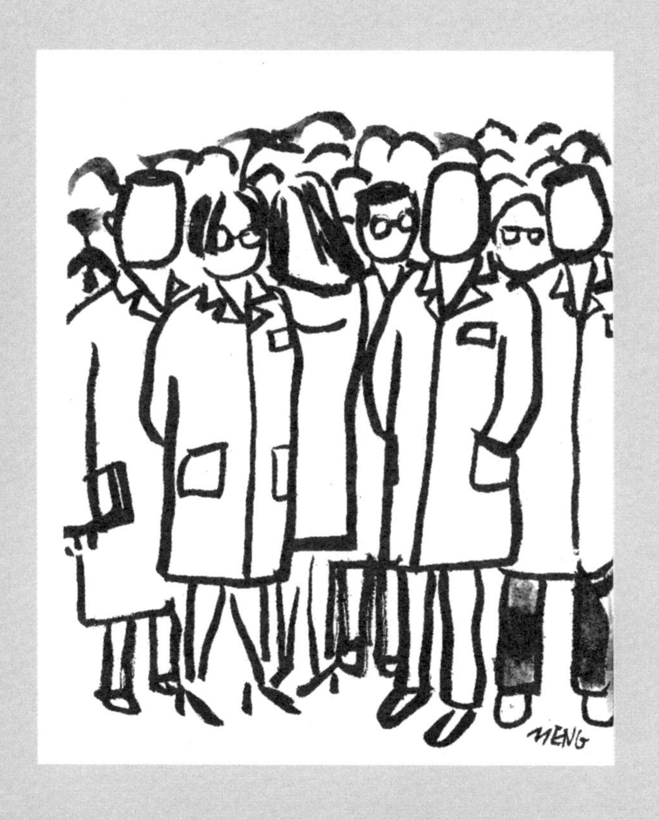

朗读、分享、提问、交流……我们一起学习完三百九十八条《伤寒论》条文后，有人得到收获，有人被默默影响。

“……我们一些同学自学中医多年，但苦于没有名师指点而裹足不前，一些同学医术精湛，在当地已小有名气，却因没有行医资格证而被定性为非法行医。

师承教育让我们这些中医爱好者拥有系统跟师学习的机会，更拥有了取得合法行医资格的途径。我们同学中年龄最小的才18岁，最大的已65岁，每位同学都有一个励志的故事……”

2017年5月20日，我作为学员代表，在第二届广东省中医师承拜师大会上做了简短发言。

此后，我正式成为了一名师承中心的中医师承学员，并开始以中医师承学习模式习医。

每个周末，我都准时来到师承中心的课室。

课室旁的墙壁上挂着巨幅书法：

“泱泱之华夏，五千谱春秋；仁爱立为本，尚德敬似根；今朝群智仕，师承炼族魂；康健誓己任，中医书龙腾；力宙宇新革，振炎黄雄威。”

这是我们的校歌《盛时岐黄》的歌词，也是师承中心的使命宣言，更是所有导师和学员的精神力量。

每每看到这段歌词，我都会忆及北宋横渠先生的四言：

“为天地立心，为生民立命，为往圣继绝学，为万世开太平。”

古人之遗风，我思慕无已，因学识浅薄，难于企及，然不愿失却诚勇，我坐在课室最前排，认真聆听不同老师的课程，即使遇到挫折，仍坚持学习，《盛时岐黄》的歌词时时浮现于心间，片刻未曾忘记。

“群师带群徒”是师承中心打造的“广东教学模式”，由八百多位副主任以上医师、教授、名医组成的优秀教师团队讲授的中基、中诊 、中药、方剂、内科、伤寒、温病课程和中医沙龙讲座等，使我们得以浸润在中医药知识之中，博取各家精粹，不断学习，取得长足的进步。

课后，师承同学间彼此交流，并将课上所习得的技巧付诸实践。六百多名同学，你为我诊脉，我为你开方。怀着同一志愿的我们，沿着同一条路孜孜以求，这一共同切磋、琢磨的过程，仿佛有无穷无尽的意趣。

随着课程不断地深入，并在师父的亲授指导下，我的中医知识不断积累。在过去两年多时间里，我分别获得了“十佳优秀学员”“优秀论文”等表彰，由此深感欢欣，备受鼓舞，学习干劲也越来越足。

为了相互鼓励，并肩前行，我们成立了同学会，我被推举为同学会理事长。在师承中心的支持下，我带领同学分别策划和组织了“中医四诊训练营”“神农草堂中药实训”“黄仕沛教授之如何学习《伤寒论》中医沙龙”和“仲景学说”等学习活动，这些课外学习活动开阔了我们的视野，也增进了我们的友谊……

天未破晓，空中几颗星星闪闪躲躲，烈士陵园的空气中还弥漫着湿气，草叶上附着薄薄的露水，零零星星的晨跑者相互擦肩而过。

我戴着蓝牙耳机，一路慢跑，一路听《伤寒论》课程。

回家路上，打开微信，“仲景学习微信群”里传来章锦晖师妹熟悉的朗诵声音：“病人脉已解，而日暮微烦，以病新差，人强与谷，脾胃气尚弱，不能消谷，故令微烦，损谷则愈……”

这是伤寒论最后一条条文。

大半年前，我们组建“仲景学习微信群”，发起“每日一读”活动，以每日朗读《伤寒论》这一形式学习仲景之法，今天已是第265天。

朗读、分享、提问、交流……我们一起学习完398条原文后，有人得到收获，有人被默默影响。

旁观者问我们是怎样坚持下来的，还有科班同道向我们请教学习方法。

其实并没有什么技巧，师仲景之心，习仲景之道，仅是一再地重复，从不理解到理解，理解到应用，应用到记忆，终至于灵活变化。复杂的事情简单地做，简单的事情重复着做。

学习中医之路悠远漫长，师承中心铺路搭桥，良师为灯照亮前方，同学相互勉励前进，学医之路并不孤单。

这般锲而不舍、无倦无怠的中医追随者啊，微斯人，吾谁与归？

城市里，突然下起了雨

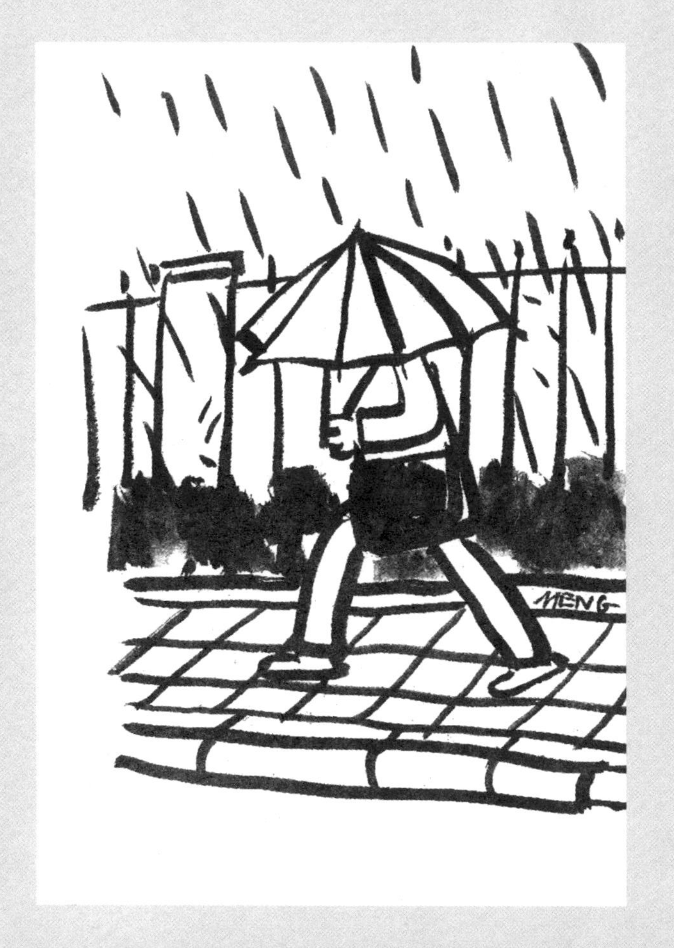

雨淅淅沥沥地洒上窗棂，所幸背包里的《伤寒论》和笔记不曾被打湿。本想推掉所有应酬，以留下更多时间习医，但工作需要，由不得自己。常有同道询问我如何学习中医。无他，仅是一再地重复。

夜里，微醺，我冒着小雨，冲进家门。

雨淅淅沥沥地洒在窗棂上，所幸背囊里的《伤寒论》和笔记不曾被打湿。本想推掉所有应酬，以留下更多时间习医，但工作需要，由不得自己。

自律是医者的修行。酒阑人散后，身上每个毛孔都充斥着负罪感。今晚又饮酒了，怕是会耽误学习。

我打开微信，傍晚时请教岭南经方名家黄仕沛教授的问题还没得到回复。

《伤寒论》有五个栀子豆豉系列方，分别是栀子豉汤、栀子甘草豉汤、栀子生姜豉汤、栀子厚朴汤和栀子干姜汤。栀子诸方服法均有“得吐者，止后服”之叮嘱，但栀子汤不是“吐剂”，栀子生姜豉汤甚至还有止呕作用，何来“得吐者，止后服”呢？

常有同道询问我如何学习中医。

无他，仅是一再地重复。

合抱之木，生于毫末；九层之台，起于累土，知识由一点一滴累积而来，只要足够勤恳，滴水终能穿石。

栀子豉汤的“得吐者，止后服”令我疑惑。学习期间，不解与困惑频生，未来还将遇到很多难题，需要我逐一推敲。

朋友邀我同去另一城市参加某中医学者组织的两天一夜的培训班，我推辞了。学习资源其实并不缺乏，缺的是时间，以及主动学习的积极心态。

于我而言，时间不足才是学医最大的障碍。

当下获取中医知识比古时候容易得多，古时候没有授课视频，没有搜索引擎，更没有各种学医 App，而如今，学习则无论何时、何地皆可展开。

为了听中医经典课程，我买了头戴式无线蓝牙耳机，晨跑、行路、烹饪时都在聆听音频，原本平淡的生活变得充实饱满。

初学中医的朋友问我该看什么书，我也曾困惑于此。

我曾担心错过任何有益的知识，于是买下各类中医书籍，包括中药、针灸、儿科、妇科教材、讲稿，还有各种医案、医论和杂集等著作，不计其数。

书籍堆满了家里的每个角落，但古今医书浩如烟海，又怎能真正读完？我们需要在茫茫书海中理出头绪来，寻找适合自己的学习方法。

最后，在师父杨宏志教授的指引下，我选择了《伤寒论》和《金匮要略》作为此生修读医书的重点。回归经典，学习经方，延续1700年前的仲景智慧。这两本典籍将一直陪伴我。

中午时分，城市里突然下起了雨。今天恰是周末，我在较场西路的麦当劳里坐着，望着窗外雨水从树叶上滴落，道路上的人们行色匆匆。

我给弟弟和弟媳切脉问诊，分别开了“桂枝加厚朴杏子汤”和“柴胡加龙骨牡蛎汤”，其中“柴胡加龙骨牡蛎汤”去丹铅易礞石，取其坠痰，平肝之性。

弟弟他们拿着方子满意地离开，我便又再伏案学习。

我喜欢这家麦当劳。早晨的阳光透过落地玻璃洒落在地上，夜晚时室内的灯光舒缓得恰到好处，坐在某个角落里，一份小吃、加上自带的鲜灵芝茶，佐上一本《伤寒论》和写满字的笔记本，我抄写伤寒条文，一晃便是几个时辰。

傍晚，客户来电，邀我前往饮宴。我本不想应酬，但生意往来，不能拂了大家的颜面。杯来盏往，酒肉满桌，但我心中却挂念着未能理解的伤寒条文。

酒过三巡，黄同学来电，我离开宴会厅，躲开嘈杂喧哗酒气人声，便听到他着急的声音："陈师兄，你认不认识擅长治疗肿瘤的纯中医？我朋友得了鼻咽癌！"

我说，你容我想想。

擅长治疗肿瘤的纯中医的确不多。以西医为主流医学的当下，很多中医都使用西医疗法，或是所谓的中西医结合，打着中医的名头，内里却是西医的思维。在各个综合医院里，这样流着西医血液的中医并不少见。或是因为医术不精，或是受西医学的学术压力和影响，在各个中医药大学走出的中医们，有一部分已然偏离了方向。

黄同学对此深表认同，他说曾介绍朋友去找某中医院肿瘤科知名中医教授，该教授建议患者直接进行手术和化疗。但他的朋友很清楚，化疗和手术或许是条不归路，于是设法寻找医术高明的纯中医，以延长生命。

回到家中，我换下湿衣服，用毛巾擦干头发，从冰箱里取出醒酒汤热一热，便听到微信提示音。

黄仕沛教授给我回复了：

"诸栀子豉汤均是以'心中懊侬'为主证，所谓'客气动膈'，是邪热扰膈。'得吐者，止后服'这个问题是历代注家的疑点，有些医家认为是误传，有些医家认为诸栀子豉汤虽不是直接的涌吐药，但服后吐出，是邪有出路，心中懊侬减，病情会好转，可以止后服，再随证治之。”

我随即从书柜里翻找出经方大家胡希恕[1]教授注按、冯世纶教授解读的《六经八纲读懂伤寒论》，想探个究竟。

胡希恕教授按：

“诸栀子剂，方后均有‘得吐者，止后服’的注文，但实践证明栀子诸方并非吐剂，尤其是‘栀子生姜豉汤方’所述，为发汗、吐、下后的虚烦，更无复吐之理，当是传抄有误，应去之。”

冯世纶教授解读说：

“栀子诸方有‘得吐者，止后服’的注文，后世注家未识其误，又未结合临床，因把栀子豉汤视为吐剂，如成无己[2]的《伤寒明理论》以《内经》附会，认为：‘若发汗、吐、下后，邪气乘虚留于胸中，则谓之虚烦，应

---

① 胡希恕（1898—1984），又名胡禧绪，汉族，生于辽宁省沈阳市，我国近代著名中医经方临床家、教育家。日本中医界赞誉其为“中国有独特理论体系的、著名的《伤寒论》研究者、经方家”。

② 成无己（约1063—1156年），中国金代医学家。宋代聊摄人。出生于世医家庭，自幼攻读医学，对理论与临床均有擅长，是伤寒学派的主要代表医家之一。

以栀子豉汤吐之。’从药物看，从临床看，栀子豉汤不致吐，其治虚烦是属阳明里热，与承气汤的实烦相对而称为虚烦……”

洗漱后，酒精仍使我头脑微微昏沉欲坠，我在杨宏志教授传承工作室微信群里分享了条伤寒条文：

“本发汗而复下之，此为逆也，若先发汗，治不为逆。本先下之而反汗之，为逆；若先下之，治不为逆。”

师父回复：“这些是理论基础，更重要的是临床和辨证。

好了，早些睡，明天跟师父出诊，让那个鼻咽癌病人来找我们。”

窗外，雨还在下。

叶子

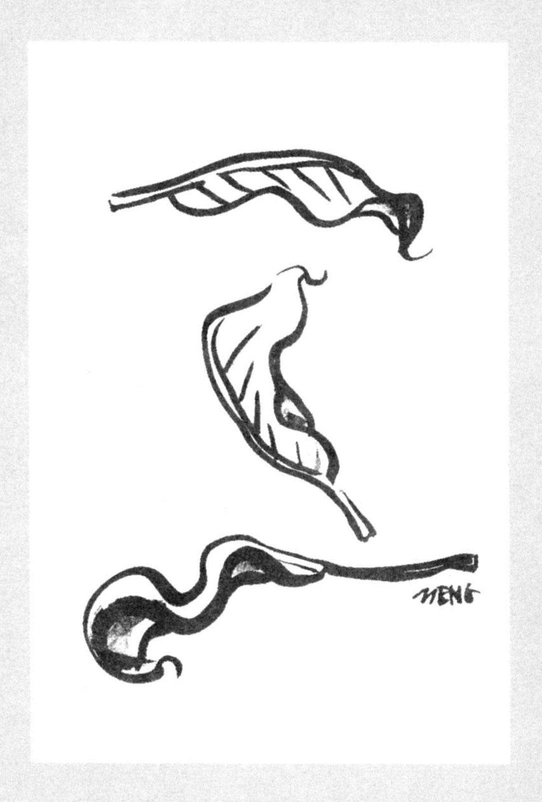

每片叶子都是独一无二的存在，无所依怙，都须经受漂泊无根的苦。死别生离，嗔痴爱恨，世间的芸芸众生亦是如此。医生，也不过是能治愈一片叶子的另外一片叶子罢了。

师弟打来电话，诉说其爱人身体不适，同我商讨对策。

师弟的太太，32岁，右眼巩膜充血一周，眼内有异物感，无明显诱因，现症为怕冷，无口干口苦，腹胀满痛，二便正常，睡眠一般，浅眠，工作压力大，易烦，带下稍多淡黄色，舌尖红，苔薄，舌下络脉无瘀，指甲不平，服用血府逐瘀汤后仍无改善。

电话那头，师弟的声音略带倦意，情绪有些低落。

其实他爱人患的也不是大病，但服下他开的药后一直没见好。看着爱人因病痛而日渐憔悴，他也着急焦虑，希望寻求更多帮助。

通完电话后，我从冰箱取出之前熬好的中药药剂，用开水浸泡后趁热服下。最近腹部不适，便溏，腹部怕冷，食少纳呆，此为太阴脾虚，给自己开了桂枝加芍药汤。

随后，我便拖着行李打车前往机场，去另一个城市出差。

医者，亦不过是凡人，也会生病，也有着和病人一样的生活，也有很多琐碎的烦忧。

出差回来，来不及放下行李，我便直接赶往医院师父的诊室跟诊。

今天来求诊的患者仍旧很多，已是深秋，日间还不见凉意，炽热的太阳炙烤着整栋门诊大楼，墙壁有些发烫，中医科诊室里的空调不知什么时候罢工了，诊室里热气腾腾，挤在诊室的病人越来越多。

这时，师父戴着帽子走进诊室，我们发现师父额头右边有个宽约一寸的三角形状伤口，没有任何包扎，裸露在外。

师父坐下，轻呷了一口茶，打足精神，开始接诊。因为有病人在，我们几位学生也不敢多问，还是和往常一样，问诊、开方、录入、打单，然后接待下一个病人。

陈先生是位老病号，他被“大三阳”困扰多年，曾因生活和工作双重压力导致失眠、纳差、严重消瘦、烦躁易怒。经过师父的悉心治疗，他从大三阳转为小三阳，从小三阳转阴，转氨酶也正常了。

此后，陈先生和师父从医患关系发展成为朋友关系，身体稍有不适即来找师父问诊。随着陈先生身体状况的好转，他也很少上门求医了。

今天他是带朋友来。他的朋友月经失常，经水量大不止，此病中医称为“崩漏”。

《丹溪手镜·崩漏三十二篇》:

“因热，因虚，由脾胃有亏，下陷于肾，与相火相合，湿热下迫，脉洪数而实，先见寒热往来，心烦不得眠卧，宜大补脾胃，升举气血。宜温之，补之，升之。”

《金匮要略·妇人妊娠病脉证并治第二十》言：

“妇人有漏下者，有半产后因续下血都不绝者，有妊娠下血者。假令妊娠腹中痛，为胞阻，芎归胶艾汤主之。”

师父开出经方“胶艾汤”，患者放心地离开了。

部分患者会对中医将信将疑，但事实证明，中医治疗卓有成效，并且在很多疾病治疗中都是如此。

患者痊愈后推荐朋友来的事情不时发生着。

或许现在，正有难以计数的患者被中医治愈；明天，一定会有更多人接受中医、相信中医。

最后一个病人离开，我小声地询问师父头上伤口的缘由。

师父说，昨天下班坐同事车回家路上被急刹车磕到了，以为没什么事，自己在家抹了些外用药，怎料今天伤口裂开，着急出诊，没时间对伤口做进一步包扎处理。

大家埋怨师父对自己身体不上心。

在我们的强烈要求下，师父同意我们几个弟子陪同他前往急诊科重新处理伤口。

人与人之间的缘分是多么奇妙，它让我得遇恩师，踏上修学治病的杏林之路，这一相遇，宛如久别重逢，令我莫名的温暖熟悉。

包扎完毕后，师弟师妹们都各自离去。

我陪着师父，顺着水泥小路，向医院树林停车场走去。

两旁的树叶兀自飘零。

听说没有任何两片叶子是相同的，就如世间没有两个相同的医生。

也没有两个相同的病人。

人，不过是一片叶子。

人生，即是落叶从枝头到落地的距离，飘落到地上，就到尽头了。

每片叶子都是独一无二的存在，无所依怙，都须经受漂泊无根的苦。生离死别，嗔痴爱恨，世间的芸芸众生亦是如此。

医生，也不过是能治愈一片叶子的另外一片叶子罢了。

台灯

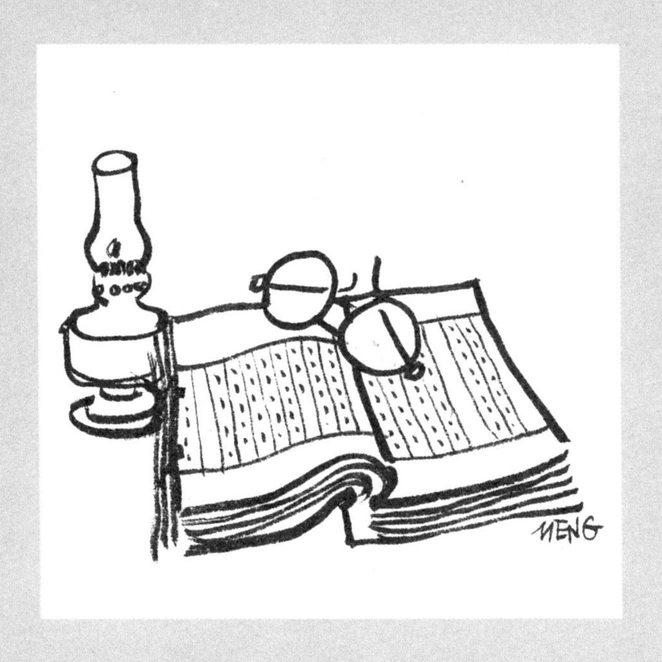

其实读书人所需的，不是灯，而是光。那光，即是方向。在师父的言传身教下，在我每天不舍分秒的学习中，学医似乎并非所想的那般艰难。

虹桥机场二号航站楼，过安检时，那盏带有充电功能、但没有额定电池容量标识的折叠式台灯没能逃过安检人员的眼睛。

出于工作原因，我常年往返奔波于全国各地，大量时间耗费在旅途上。为了充分利用工作以外的闲暇时间汲取中医知识，我每天都在与时间竞逐。

无论是在车站、机场，还是在旅途中，无论是睡前还是晨跑，只要醒着，我不是在看书，便是戴上耳机在听中医课程的音频，时间如同在指缝间攫取的细沙。

晨曦浮现前的昏暗，夜半未眠时的浓黑，夜深灯熄的车厢，光暗半明的邸舍里，一盏台灯相伴，伴我读书的漫漫长夜。

面对安检人员的质疑，我努力解释说，自己是一名中医，医书从未离身，挑灯夜读是每日的必修。但因在外阅读多有不便，这盏台灯对我而言极为重要。

几名安检人员翻来覆去地研究台灯，略做商量后，同意对我“放行”，安检主管还微微一笑，对我说：“爱读书的人值得尊敬。”

这盏陪我学习中医的台灯，是我费时许久才淘到的宝贝。

在此之前，我也用过很多不一样的台灯，唯有这盏集折叠、充电、调光、便携等优势于一身，最为实用，深得我心。

我带着它一同踏足在陌生的街道，无数孤寂的夜里，它那一束光芒，映照在床前，映照着书桌，为我照亮茫茫无尽的前方。

有了台灯，无论我身处何时何地，都可自在地研读经典，与古人倾谈。

最初学医只期为家人减轻病苦，也希望养身延年，如今学深了去，不禁越发觉着中医药有趣了。

柴胡、黄芩、生姜、半夏、甘草、人参和大枣，我看着它们破土，生长，而后被采摘，制药，放入胡桃木制的抽屉里，一整面墙的抽屉。

蜈蚣、地龙、水蛭、土鳖虫，我感知到它们曾经鲜活的生命在我面前跳跃，生灵的歌舞化作一味味满含灵性、善能疗疾的药材。

龙骨、雄黄、石膏、礞石、琥珀，我幻想它们千万年前被埋于地下，历经高温，挤压，沉积，最后化作各色璀璨，被雕琢成宝石佩戴，被制成药材服用。

各色药材整合融汇，仿佛一个世界，由药材构成的世界。

汀兰芳芷，兽鸟鱼虫，矿石结晶，在这山水草泽间，一切皆可入药。

灯下，是每晚必读的《伤寒论》。

“有是证，用是方。”

“观其脉证，知犯何逆，随证治之。”

我不知疲倦地追寻和探索，六经引路，经方作伴，在微光的笼罩下，我发愿，终身追随仲景之道。

除有趣外，我坚持学医还因一份缥缈却炽热的悬壶理想。

《国语·晋语八》文子：“医及国家乎？对曰：上医医国，其次疾人，固医官也。”

作为一个基础薄弱、资质平庸、记忆力日渐衰退的中年人，要实现悬壶济世的理想，仿佛十分遥远。

但在师父的言传身教下，在我每天不舍分秒的学习中，学医似乎并非所想的那般艰难。

每多读一页书、每多理解一条条文、每多记住一个处方，都感觉自己离目标又近了些。

我时而想，没有光，该如何是好？

没有台灯的陪伴，我学医时是否会迟滞而不便？

《晋书》记：

“车胤恭勤不倦，博学多通，家贫不常得油，夏月则练囊盛数十萤火以照书，以夜继日焉。”

《孙氏世录》载：

“孙康家贫，常映雪读书。”

《西京杂记》书：

“（匡衡）勤学而无烛，邻舍有烛而不逮。衡乃穿壁引其光，以书映光而读之。”

不知他们多年以后是否也会忆起，儿时伴随他们成长的那点萤火、雪光和邻舍的一点灯火……

遥远的那一点昏黄的油灯烛火啊，曾照亮多少文人寒士苦学求知的行路？

现今的各色灯火，是光怪陆离的迷醉，灯红酒绿的物惑，抑或是寻常平凡的照明灯，点亮不知名的书案？

其实读书人所需的，不是灯，而是光。

囊萤映雪，凿壁偷光，祈盼的，也不过是一束光。

那光，即是方向。

指引方向的光啊，我在学医的路上前行，长路无尽，但你永远在前。

每有倦意，便放下手中的书，调暗台灯，半躺在沙发上，闭目养神。寂寥的夜里，不禁想起那些描写灯的诗句来。

“江湖夜雨十年灯”的洒脱，“孤灯挑尽未成眠”的凄苦，“六街灯火闹儿童”的热闹，“闲敲棋子落灯花”的恬淡，“夜阑犹剪灯花弄”的寂寞……

诗是静的，再喧闹的诗，也只适合在安静时阅读，深邃的中医经典更是如此。

寂寥，也含藏着一种壮阔，我喜欢这样的壮阔。

有时清晨醒来，发现自己还躺在沙发上，台灯已熄灭了，身上多了张薄毯，顿感温暖。

平日深夜里，我总是尽力压低翻书写字的声音，生怕扰了家人的梦境。家人亦不打扰，不出声，只是在寒夜里，在我沉沉的睡梦中，为我熄灯添被。

两方安静间，流淌着彼此默契的爱。

晨读经典条文，也是我每天要做的事情，满是医书的沙发旁，我借着台灯的光明，沉浸于阅读的无尽欢喜中……

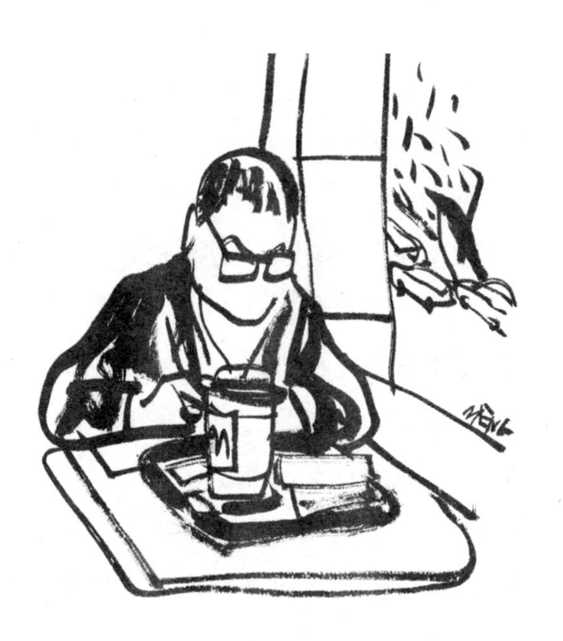

小柴胡汤

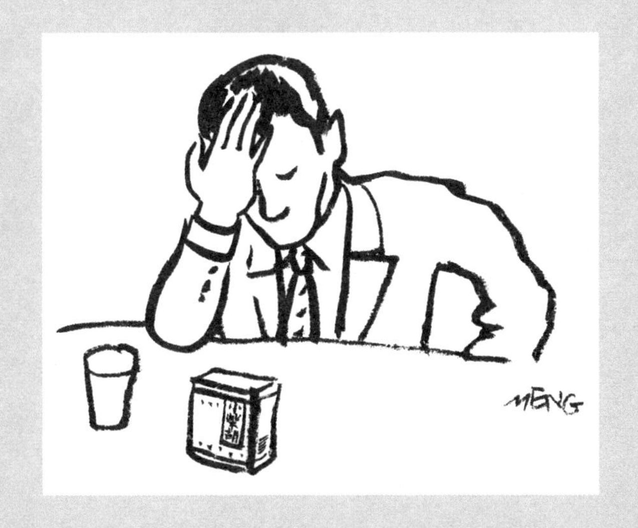

小柴胡汤，为仲景千古名方，此方构成简洁，用药平淡无奇，貌不惊人，但常常有意料之外的疗效。

夜里，堂姐来电。

她觉得有气从小腹部不断地往心上冲，心烦，无法入睡，已半个时辰了，问我该如何是好。

堂姐近日工作繁重，外甥还小不听话，贪玩游戏，顶撞了她两句，劳累又加气闷。

我断定此为怒伤肝，肝郁气结，气机不畅，引起气逆发作的奔豚。

奔豚，仲景称之为“奔豚气”。

豚，即小猪，因其发作时胸腹如有小豚奔闯，故名。

奔豚病和西医的胃肠神经官能症引起的肠道积气和蠕动亢进或痉挛证候类似。临床表现为下腹气上冲胸，直达咽喉，腹部绞痛，胸闷气急，头昏目眩，心悸易惊，烦躁不安，发作过后如常，有的夹杂寒热往来或呕吐症状。

《伤寒论》第65条：

“发汗后，其人脐下悸者，欲作奔豚，茯苓桂枝甘草大枣汤主之。”

《伤寒论》第117条：

“烧针令其汗，针处被寒，核起而赤者，必发奔豚，气从少腹上冲心者，灸其核上各一壮，与桂枝加桂汤，更加桂二两也。”

《金匮要略·奔豚气病脉证治第八》言：

“奔豚气上冲胸，腹痛，往来寒热，奔豚汤主之。”

但半夜三更的，去哪儿抓奔豚汤啊？

我沉思片刻，问堂姐家中有没有小柴胡冲剂，喝五包。

一小时后堂姐来电，惊喜地说：“喝小柴胡后，那股向上冲的气没有了，很有效！但小柴胡不是治感冒的吗？”

我尽量用堂姐能理解的话解释说：

“小柴胡汤中柴胡、人参、红枣主升，黄芩、半夏、生姜主降，升降并用，可打通人体三焦津液通道，协调身体气机升降，身体上下气机畅通了，向上冲的气也就消失了，小柴胡不仅仅能治你的气逆，前段时间我妈妈的晕眩也是吃小柴胡好的。”

小柴胡汤，为仲景千古名方，此方构成简洁，用药平淡无奇，貌不惊人，但常常有意料之外的疗效。

“小柴胡”最早见于《伤寒论》第96条：

“伤寒五六日，中风，往来寒热，胸胁苦满，嘿嘿不欲饮食，心烦喜呕，或胸中烦而不呕，或渴，或腹中痛，或胁下痞硬，或心下悸，小便不利，或不渴，身有微热，或咳者，小柴胡汤主之。”

前段日子，母亲去乡下喝喜酒，露天的宴席，她忘了戴帽子，暴晒后回家，疑似感冒，头晕难受。

父亲陪着她去镇里卫生院打了吊针，病情却加重了，眩晕、欲呕、口干、自汗、气短，严重到走路需要扶墙。

老人家都不愿意子女担心，一直瞒着，实在没办法了才给我打的电话。

我先是抱怨父母的隐瞒，后根据《伤寒论》264条：“少阳之为病，口苦、咽干、目眩也。”加上主诉，我辨证为外感型眩晕，属于邪入少阳，气阴两虚、枢机不利，拟方小柴胡汤合生脉饮，通过微信把药方发给母亲，让她即刻抓药煎煮。

服用一剂后，头晕缓解了一半，继续服药一周后，母亲痊愈，我也终于放心了。

何为枢机？

《灵枢·根结》：“太阳为开，阳明为阖，少阳为枢。”

“枢”有枢机之意，《说文解字》言：“枢，户枢也。”

户枢指的是门的转轴，门开合的枢纽，含有中心，机要，关键等意。少阳属半表半里，可控制调节身体内外三焦水道，此谓“枢”也。

这两年，看到过各种怪病和疑难杂症的病人。

在所有疾病中，各种恶性肿瘤（癌症）最让患者恐惧，病人被诊断出患有此症，往往会对生活失去信心，给治疗带来巨大困难。

但我从来没想过，叔叔会患上肿瘤（胃癌）。

叔叔是指引我人生的长辈，我将他视同父亲，我前去探望叔叔，想尽一切方法帮助他度过难关。

我建议叔叔采用中西医结合治疗，却被叔叔拒绝了。

他还告诉我某大医院全国著名消化外科专家要求西医治疗肿瘤的同时中医不能介入，避免中药干扰，如病人擅自看中医服中药，后果自负。

那一刻，我恨不能冲到那手握手术刀的专家面前跟他理论，但这并不能解决问题。我无法说服叔叔，但叔叔接受了我提出喝小柴胡冲剂来缓解胆胃不和的建议。

第三天，叔叔来电，表示服用小柴胡冲剂后，肠胃舒服了很多，甚至睡眠质量都有所提高。

他向我求证，这是小柴胡冲剂的作用吗？

我很肯定地说，是的，小柴胡冲剂可以改善睡眠。

叔叔病位在脾胃，辨证为胆胃不和少阳证，而小柴胡汤正是治疗少阳病胆胃不和之主方。

《伤寒论》265 条云:

“少阳不可发汗;发汗则谵语,此属胃,胃和则愈;胃不和,烦而悸。”

睡眠不佳常常表现为失眠、多梦、易醒。

中医认为，思虑劳倦、内伤心脾、阳不交阴、心肾不交、阴虚火旺、肝阳扰动、心胆气虚和少阳胆胃不和等原因均可引起失眠。

原本我只是想用小柴胡汤改善叔叔胆胃不合的，却连带着把叔叔睡眠问题也一并解决了，这也充分体现了中医“异病同治，同病异治”的治疗特点。

面对肿瘤，叔叔拒绝了中医，而选择了西医手术和化疗，但叔叔不知道，小柴胡一直在发挥着它的作用。某种意义上，叔叔的治疗也算是中西医结合治疗了。

其实，小柴胡汤治疗肿瘤也很有作用，师父杨宏志教授就用小柴胡汤加减治疗了不少肝癌患者，疗效确切，并依此在美国 SCI 期刊发表了论文报告《小柴胡汤加减联合自然疗法治疗原发性肝癌临床疗效研究》。

小柴胡汤方中柴胡苦平，入肝胆经，透解邪热，疏达经气；黄芩清泄邪热；半夏和胃降逆；人参、炙甘草扶助正气，抵抗病邪；生姜、大枣和胃气，生津。寒温并用，升降协调，梳利三焦。

《难经》云：

“三焦者，水谷之通道，气之始终也。”

故三焦功能正常，气机得以升降，水道得以通调，于是周身安适，内外俱和，病安从来。

小柴胡汤还能治疗一些妇科疾病。

周末家庭聚会上，表妹听说我在学中医，饶有兴趣地伸手让我切脉，表妹脉象弦细，舌红苔黄，肤白无华。我问她例假的情况，她有点尴尬，欲言又止，但后来还是单独向我诉说病情。

半年前，表妹经期感冒引发崩漏，到妇科医院治疗后经血止住，但落下了经前发热，心烦易怒，乳房胀痛，恶寒，口苦咽干的毛病，这是妇人热入血室病。

血室，即为胞宫。

明代张景岳[①]《类经附翼·求正录》：

① 张景岳（1563—1640年），本名介宾，字会卿，号景岳，别号通一子，明代杰出医学家，温补学派的代表人物和创始者。因善用熟地黄，人称“张熟地”，绍兴府山阴（今浙江绍兴）人。张景岳积30年辛劳研究《素问》《灵枢》，终于撰成《类经》。《类经》以类分门，详加注释，条理井然，便于寻览。在医学理论方面，张景岳根据《黄帝内经》“阴平阳秘，精神乃治”，提出“阳非有余”及“真阴不足”“人体虚多实少”等理论，主张补益真阴元阳，慎用寒凉和攻伐方药，在临证上常用温补方剂，被称为“温补学派”。时人称他为“医术中杰士”“仲景以后，千古一人”。著有《类经》《类经图翼》《类经附翼》《景岳全书》《质疑录》等中医学经典著作，其学术思想对后世影响很大。

“故子宫者……医家以冲任之脉盛于此，则月事以时下，故名之曰血室。”

《伤寒论》97 条：

“血弱气尽，腠理开，邪气因入，与正气相搏，结于胁下，正邪分争，往来寒热，休作有时，嘿嘿不欲饮食……小柴胡汤主之。”

《伤寒论》144 条云：

“妇人中风七、八日，续来寒热，发作有时，经水适断，此为热入血室……小柴胡汤主之。”

我以小柴胡原方加减，嘱咐经前五天开始服下。

后来表妹告诉我，服药后她初次月经体温正常、各种症状改善，复经原方再服，诸症全消。

除此之外，邪入少阳的偏头痛，小柴胡也有效果。

头痛，除血虚和瘀血头痛外，中医还按经络划分头痛，前额头痛属于阳明头痛，后头痛属于太阳头痛，头顶痛为厥阴头痛，头痛兼头重为太阴脾湿头痛，头痛而咽喉干痛为少阴头痛，两侧偏头痛为少阳头痛。

《张氏医通・诸痛门》云：

“偏头风者，其人平素先有湿痰，加以邪风袭之，久而郁热为火，总属少阳、厥阴二经。”

循行于头两侧、耳根、发际的足少阳胆经和手少阳三焦经受邪，就可能会引起经络经过的头部两侧或单侧疼痛，小柴胡和解少阳，柴胡疏肝解郁镇痛，正中下怀。

以上这些案例说明，小柴胡并非一证专方，它的应用灵活而广泛，正如《伤寒论》101条中言：

“伤寒中风，有柴胡证，但见一症便是，不必悉具。”

临床中只要辨证准确，应用得当，常效如桴鼓，起沉疴，愈痼疾。

但平常百姓对小柴胡汤的认知很有限，如同我的堂姐，仅仅把小柴胡定位在感冒用药上，此外其他治疗一无所知。

鸡蛋入药

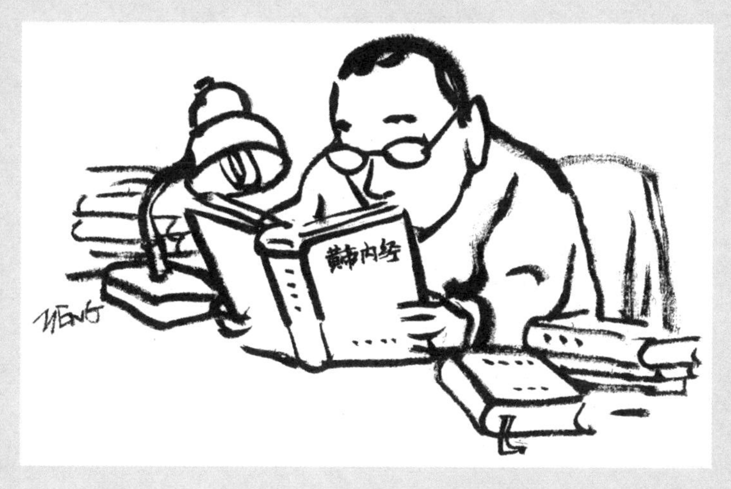

中国人的食物里有鸡蛋，情感里有鸡蛋，就连中医入药用量也用鸡蛋来作对照。

小时候，每到生日，父亲总会把煮熟的鸡蛋偷偷放在饭里，两个瓷碗相互扣住满满的米饭，生日那天父亲会早早叫我起床，起床后第一件事就是揭开碗，然后找出鸡蛋吃掉，就这样，在物质匮乏的日子里，我度过了一个又一个充满期待和惊喜的生日，直到长大。

每次出远门，父亲总会煮几个鸡蛋让我带在路上。

在外打拼时，一日三餐下碗面条就解决了，但总不忘给自己煎个荷包蛋，荷包蛋让我胃口大开。

中国人的食物里有鸡蛋，情感里有鸡蛋，就连中医入药用量也用鸡蛋来作对照。《伤寒论》大青龙汤就提到“石膏如鸡子大”，意思是说：此方要用鸡蛋这么大的一块石膏，然后再打碎入药。

大青龙汤方：麻黄六两，桂枝二两，甘草二两，杏仁四十个，生姜三两，大枣十二枚（掰），石膏如鸡子大（碎）。上七味，以水九升，先煮麻黄，减二升，去上沫，内诸药，煮取三升，去滓，温服一升，取微似汗，汗出多者，温粉扑之。一服汗者，停后服。汗多亡阳，遂虚，恶风烦躁，不得眠也。

然而，当下，鸡蛋却被一些所谓的专家医生和媒体丑恶化、妖魔化，渲染“吃鸡蛋会使胆固醇升高”的错误观点，导致部分老百姓误解鸡蛋，抗拒鸡蛋。

其实，“吃鸡蛋会使胆固醇升高”是百多年前错误的假说！

1913年，俄罗斯病理学家尼可拉·阿尼契科发现，喂食兔子巨量胆固醇，兔子身体会出现动脉粥状式的损害。

这场始于100多年前的兔子实验，开始了人们对吃鸡蛋的恐惧。

兔子实验38年后，不断有科学家用不同的证据来反驳“吃鸡蛋会使胆固醇高”的观点。

各种实验发现，人和兔子不一样，兔子为草食性动物，饮食中不会吃到任何胆固醇，因此当他们吃进胆固醇后，身体不会启动调控机制。

瑞典医生邬非·洛凡斯科夫一天吃8颗鸡蛋，结果他的胆固醇反而下降12%。结果证明，人食用鸡蛋不仅不会影响体重，还会使人体更容易获取身体必需的蛋白质和微量元素。

于是，科学家们呼吁，吃鸡蛋不会导致胆固醇升高，也不会致使体重增加，建议每日食用2个鸡蛋，补充营养。

《素问·藏气法时论》:

“五谷为养。”

王冰注:“五谷，谓粳米、小豆、麦、大豆、黄黍也。”

“五谷”是种子类的食物。

而这些经过和大自然抗争而结出来的种子吸收了天地精华孕育而成，人体通过摄入这些包含天地精华的种子，可以维持自身生命的运转，长寿安康。

鸡蛋，和五谷同类，属于种子，因此，张仲景称为“鸡子”，食用“鸡子”，孕育生命，养生延年。

鸡蛋，不仅是养生食物，也可入药。

如《素问·腹中论》:

“以四乌鲗骨一藘茹，二物并合之，丸以雀卵，大如小豆；以五丸为后饭，饮以鲍鱼汁，利肠中及伤肝也。”

《五十二病方》载：

“以鸡卵弁兔毛，傅之。”

《本经》云：

“鸡子，主除热火疮，治伤溃乱。”

张仲景博采众方，总结经验，在《伤寒杂病论》中，创制了四个鸡蛋入药的方：

黄连阿胶汤，生鸡蛋黄入药。

黄连阿胶汤方：黄连（四两），黄芩（二两），芍药（二两），鸡子黄（二枚），阿胶（三两）。上五味，以水六升，先煮三物，取二升，去滓，内胶烊尽，小冷，内鸡子黄，搅令相得，温服七合，日三服。

黄连阿胶汤为治疗少阴病虚劳不得眠的主力方。

《伤寒论》第303条：

“少阴病，得之二三日以上，心中烦，不得卧，黄连阿胶汤主之。”

为什么会失眠烦躁，因为心血不足，导致心气血两虚、心肾不交，整方可补心气心血，交通心肾。

黄连阿胶汤煎服法里的“去滓，内胶烊尽，小冷，内鸡子黄，搅令相得，温服”，意思是说，药煮好后，把渣去掉，加上阿胶熔化，等温度稍微降下来后放上鸡蛋黄（两个），搅拌混合一起，温服。

鸡蛋黄不能煮熟，如果煮熟了就变成鸡蛋汤了，会失去作用，用生鸡蛋是因为生鸡蛋黄的黏液接近胃液。中医认为“胃不和则卧不安”，鸡子黄通过滋补养胃作用可达到安神的作用。

鸡蛋黄在鸡蛋的中心，以中医“取类比象”的思维方法，鸡蛋黄可以把其他药带入心脏达到补心血、养心安神的作用，有很多医案也证明，如果不加鸡蛋黄，效果会差很多。

苦酒汤，半熟鸡蛋白入药。

苦酒汤方：半夏（洗，十四枚），鸡子（一枚，去黄，内上苦酒，着鸡子壳中）。上二味，内半夏，着苦酒中，以鸡子壳置刀环中，安火上，令三沸，去滓，少少含咽之，不差，更作三剂。

苦酒汤是打开喉咙闭锁的重要方剂。

《伤寒论》第 312 条：

“少阴病，咽中伤，生疮，不能语言，声不出者，苦酒汤主之。”

鸡蛋白有滋润作用，帮助苦酒（醋）和半夏药力轻松进入咽喉，达到治疗吞咽困难，消除咽痛的神奇效果。

百合鸡子黄汤，熟鸡蛋黄入药。

百合鸡子黄汤方：百合（七枚，擘），鸡子黄（一枚）。上先以水洗百合，渍一宿，当白沫出，去其水，更以泉水二升煎取一升，去滓，内鸡子黄，搅匀煎五分，温服。

《金匮要略·百合狐惑阴阳毒病脉证并治》：

“百合病者，百脉一宗，悉致其病也。意欲食复不能食，常默默欲卧不能卧，欲行不能行，饮食或有美时，或有不用闻食臭时，如寒无寒，加热无热，口苦，小便赤，诸药不能治，得药则剧吐利，如有神灵者，身形如和，其脉微数。”

大概意思是说得百合病的人，坐也不安，卧也不安，全身不舒服，身体有时好，有时差。后人总结百合病是以神志恍惚、精神不定为主要表现的情志病。

其病属阴虚内热之证，治以补虚清热，养血凉血，治疗以百合为主药，故名百合病。主要汤方有百合地黄汤、百合知母汤、百合鸡子汤、百合滑石散等方。

百合鸡子汤用鸡蛋黄和黄连阿胶汤有相似作用，起到补虚养心安神之功效。

排脓散方，生鸡蛋黄入药。

排脓散方：枳实十六枚，芍药六分，桔梗二分。上三味，杵为散，取鸡子黄一枚，以药散与鸡子黄相等，揉和令相得，饮和服之，日一服。

排浓散方出自《金匮要略·疮痈肠痈浸淫病脉证并治第十八》，有方无证，按药物的组成考之，为《金匮要略·妇人产后病脉证治二十一》枳实芍药散加桔梗而成，枳实芍药散主腹痛、烦满、不得卧，并主痈脓，加桔梗则加强排脓。

桔梗为排脓的要药，参考"排脓汤方：甘草二两，桔梗三两，生姜一两，大枣十枚"，"以药散与鸡黄相等，揉和令相得，饮和服之"。

意思是说，用鸡蛋黄和药粉调在一起，然后温水冲服。此处取鸡蛋黄之黏力，变为半固体状，鸡蛋黏液把药带入胃，进入小肠，缓慢消化，缓慢放效。

同样，鸡蛋黄在此处也有养心安神、去除因痈脓痛苦而烦满不得卧的作用。

总结仲景鸡蛋入药，不外乎作用有三：一者滋阴养血，交通心肾；二者润燥止痛，宣痹开喑；三者携药入里，滋养胃阴，助力药效。

鸡蛋为血肉有情之品，不离乎“润”“补”“养”，仲景鸡子入药，灵活多变化，或用蛋黄或用蛋白，或半熟用，或生用，或烹蛋汤服，各有意义，不可漠然置之。

晕针

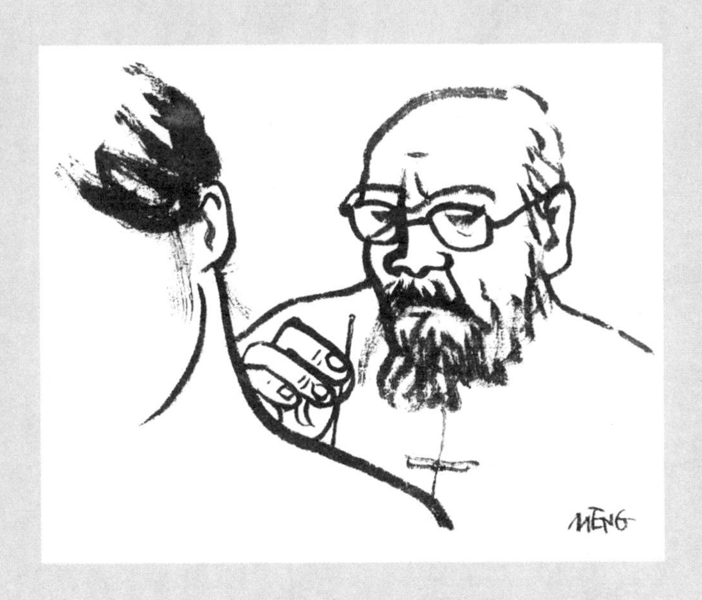

突然，只听袁医生大喊："陈师兄，建国晕针了！"

一日，受袁医生之邀，与师承学友建国一同前往他的诊所做客。

袁医生毕业于某中医药大学，在社区里开中医诊所，前来求医者不少。

袁医生善开方内服，偶尔也会外治，崇尚一针疗法。

这种独特的针法是袁医生从某一中医流派学来的，也曾建议我去学习，说对一些疼痛病症有立竿见影之疗效。

他得知建国近时睡眠欠佳，便主动让建国尝试一针疗法，他说，包管能好的。

袁医生让建国坐在有靠垫的实木椅子上，从消毒液里取出一根很粗的银针，直刺入他的印堂穴。

我怕影响袁医生施针，便走出诊室等候。

突然，只听袁医生大喊："陈师兄，建国晕针了！"

我心中一惊，赶忙冲进去，不知是一时没反应过来，还是不懂得晕针后的紧急处理，袁医生扶着已然昏迷、身体疲软的建国，紧张得不知如何是好。

我连忙用右手拇指按压建国人中穴，并叫他立即拔掉银针，帮忙按压合谷穴。

不一会儿，建国醒来，我们扶他到治疗床上休息。

据袁医生自己说，这是他从医以来第一次亲历病人晕针，令他手足无措。

后来再见面，他脸上都有几分惭愧，说起自己所学的“一针疗法”也没那么有底气了。

时间往后推移半年，师父杨宏志教授及团队受邀到一养生度假村进行义诊，同去的还有中医科在职医生和几位在读硕士师弟妹。

义诊间，广州中医药大学在读研究生耿艺桓师妹匆忙走来，向离耳穴义诊区最近的我说：“师兄，有个患者在贴耳穴过程中突然很不舒服，晕厥、心悸、胸闷，你赶紧过来看看。”

我边走边跟师妹说，可能是晕针。

师妹满怀疑虑地问我，贴耳穴也会晕针吗？

耳穴疗法，是用胶布将王不留行籽或磁珠粘贴于各脏腑组织在耳郭相应的反应区（耳穴），给予适度的揉、按、捏、压，使其产生酸、麻、胀、痛等刺激感应，以达到治疗目的的一种外治疗法，又称耳郭穴区压迫疗法。

“耳穴贴压也会晕针。”我说，“晕针跟患者体质、心理、情绪、穴位刺激强度、体位、环境和气候都有关系。”

我见到患者时，他意识清醒，但胸闷心悸。

我询问后，患者承认过去曾有晕针的经历。于是我马上撕掉患者耳穴贴，让师妹扶患者到休息室休息。

现代医家大都掌握针灸禁忌，晕针其实是不多见的。但八个月后，我又遇到一例。

师承中心受邀参加第九届中国国际健康保健产业博览会。展会期间，几位导师带着我们师承学员为参展人员义诊和做健康咨询。

突然间，听人向我们这边说，有人晕针了。

我看到不远处围着一圈人，赶忙走过去。

只见一个瘦弱的女孩子，斜瘫在治疗床上，处于昏迷中，却没有任何人采取抢救措施。

我拨开人群靠近她，即刻按压她的人中、合谷穴，大约半分钟后，女孩便醒来了。

我切脉望诊，女孩脉弱无力、骨瘦如柴、气血双虚，这样的体质怎么适合下针呢？后来得知，是其他医疗团队的年轻医生为这女孩施针的，或是经验不足吧。

但，经验不足并不是借口。行医救人，关乎性命。

或许这几个事例听着云淡风轻，不过是按压人中穴、合谷穴，再稍作休息，患者便缓过来了。然而并非那么简单。

晕针是在针刺过程中患者的突发现象，轻者头晕、目眩、心慌、恶心，重则晕厥休克，甚至危及生命。

引起晕针的原因很多，或是患者体质虚弱、精神紧张；或是患者在饥饿、大汗、大泻、大出血之后用针；或是医者在针刺时手法过重，以致针刺或留针时发生此症。

出现晕针，医者应立即停止治疗，把针全部取出，扶患者平躺，头部放低，松解衣带，注意保暖。轻者仰卧片刻，给予温茶水或糖水。昏迷者，则需按压其人中、合谷、内关等穴位急救。数分钟后如仍未苏醒，心跳停止，须立即进行心肺复苏。

为避免晕针，对初次受针刺者，须做好解释工作，消除恐惧心理；采用舒适的躺卧方式，选穴宜少、手法应轻；对身体不适者，休息后再针，发现问题，及时处理。

我曾随针灸科刘医生一起上门出诊。

患者肩周炎，手稍微抬高点儿都会痛，刘医生建议患者采用针灸治疗。

但患者因过去从未试过针灸，很是抵触、畏惧。

为了降低晕针风险，刘医生并不急于施针，而是先与患者闲拉家常，让患者放下戒心，放松身体；在得到患者的信赖，同意尝试后再施针。

刘医生先施针于患者右手合谷和内关穴，观察其有无晕针反应；再针刺其他穴位，进行正式治疗。

刘医生在合谷穴施针，并不是为了治疗，而是试针。

合谷穴别名虎口，在手背的一二掌骨间，在普通人看来只不过是手背上一个点，在此施针并不会引起患者的警惕和排斥，反而会让患者明白针灸并没有他们想象中那么可怕。

晕针很多时候是患者自身过于紧张引起的。

作为医者，治疗首先要确保的是患者的安全。

如果每个针灸医生都能像刘医生那样思虑周到，施针前先判定患者身体状况，通过闲聊家常缓解患者紧张情绪，在合谷、内关穴试针观察无异常后再继续施针，在心怀仁念的考虑下，患者又怎么会晕针呢？

细微之处，却能照见深层。

医者，是患者的倚靠。固当时时留心，莫令患者不安，甚至仅因疏忽酿成无以挽回的差错。应从微小的细节中，爱护患者的身心，方不负从医的初心和医者之名。

粥疗

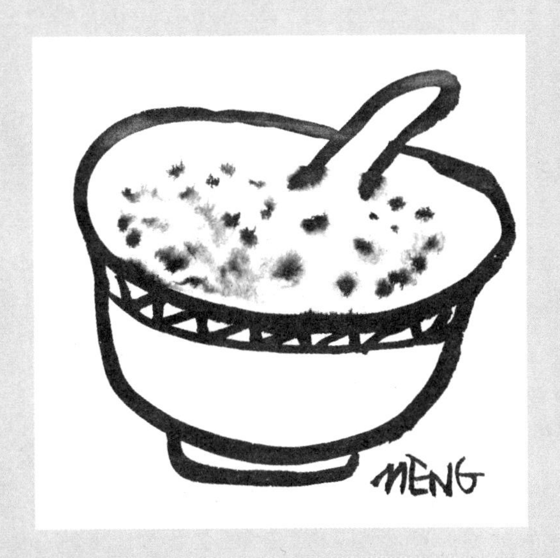

番薯是自家种的，再配上自家腌制的“江洪青鳞鱼露”，一口粥，一蘸鱼露，虽不是什么珍馐佳肴，却非常开胃，现在回想起来都不禁垂涎。

小时候，我家里不算富裕。

家里没钱买更多的白米，一天三餐都是番薯粥。番薯是自家种的，再配上自家腌制的“江洪青鳞鱼露”，一口粥，一蘸鱼露，虽不是什么珍馐佳肴，却非常开胃，现在回想起来都不禁垂涎。

江洪鱼露营养非常丰富，不少贫家孩子凭着一瓶鱼露健康成长，更有不少因虚寒而致病的老人吃了收藏多年的生姜蒸鱼露得以康复、长寿。

现在，地道的江洪鱼露越来越难得了，但番薯粥，却成了餐桌上养生的上乘主食。

喝粥，除了能饱腹养生，还能治病。

一位女患者，是公务员，西医诊断为慢性胃溃疡，长期腹胀不适，晚上难入睡多梦易醒，吃西药症状一直不得缓解，只得求助于师父。

师父初期让她内服中药，后期嘱咐患者每日以喝小米粥食疗为主，据患者自己说：“我的胃就是杨教授让我喝小米粥好的。”

这位患者可能并不知道，她喝的小米粥，虽是我们现下极寻常的一道膳食，实源于《黄帝内经》的半夏秫米汤去半夏。

《素问·逆调论》中云：

“胃不和，则卧不安也。”

《灵枢·邪客》云：

“补其不足，泻其有余，调其虚实，以通其道而去其邪……饮以半夏汤一剂，阴阳已通，其卧立至。

“其汤方以流水千里以外者八升，扬之万遍，取其清五升煮之，炊以苇薪火，沸，置秫米一升，治半夏五合，徐炊，令竭为一升半，去其滓。饮汁一小杯，日三，以知为度。故其病新发者，覆杯则卧，汗出则已矣。久者，三饮而已也。”

秫米即小米。

小米色黄，黄色在五行里属土，属脾胃，可以健脾养胃。加上小米本身含有丰富的铁、磷、多种维生素、氨基酸、脂肪、纤维素和碳水化合物，及一般粮食不含的胡萝卜素，可以直接起到很好的食疗和滋补作用。

粥疗和以粥助药在中医学中由来已久。张仲景《伤寒论》中，用粥的条文共34条，8个方剂，其中用粥助药力的方有桂枝汤、理中丸、十枣汤和三物白散等。

桂枝汤方云：

“……服已须臾，啜热稀粥一升余，以助药力。”

桂枝发汗力度不强，故须助以热粥，充胃气以达于肺，肺主皮毛，汗所以出，是渍形以为汗。

实践证明，用桂枝汤方，若不食粥，疗效则打折扣。

理中丸方云：

“……服汤后，如食顷饮热粥一升许，微自温勿发揭衣被。”

理中丸是温中散寒、益气健脾之剂，饮热粥的目的也是助药力，利用热粥的散寒养胃之力，以温养培补中气。

十枣汤方云：

“……得快下利后，糜粥自养。”

服十枣汤后再食热粥是怕十枣汤损伤正气，热粥取其“糜粥自养”之功。

三物白散方云：

“……不利，进热粥一杯；利过不止，进冷粥一杯……”

三物白散为攻逐水饮的温下之剂，如药后仍不利，须“进热粥一杯”，以助巴豆温下之药力。如温下药力峻猛“利太过”伤脾胃，须“进冷粥一杯”，冷则泻止。

除此之外，《伤寒论》中白虎汤、白虎加人参汤、竹叶石膏汤及桃花汤，均以粳米辅佐为汤、为粥、为食物，粳米粥带着药物入胃腐熟消化，食糜进入小肠消化并分别清浊，精华部分滋养全身，糟粕归大肠，水液归于膀胱，药物作用贯穿整个肠胃，通过消化和吸收，以治疗消化系统疾病及其他脏腑疾病。

如不加粳米，为汤水，大部分汤液入胃中即被气化入肺，治疗作用将有所欠缺。

粳米味甘，为五谷之长，补益中气、和中养胃、滋补胃津，使白虎汤、白虎加人参汤和竹叶石膏汤中石膏等大寒之品不致伤胃。

桃花汤中用粳米，取粳米之和中养胃、健脾止泻之功，助赤石脂、干姜以厚肠胃，共达温中固脱、涩肠止利之效。

清代经方大家柯韵伯[①]言：

---

① 柯韵伯，清代伤寒学家，即柯琴，字韵伯，号似峰，浙江慈溪人。他的以方名证、因方类证的做法较切临床实用，对后世研究《伤寒论》颇有影响。生平事迹不详，仅知其业儒而兼治医，后客死虞山（今江苏常熟）。曾校正《内经》，著有《内经合璧》一书，已佚。又著《伤寒论注》《伤寒论翼》和《伤寒附翼》三书，合称《伤寒来苏集》，为伤寒学派的重要著作。

"甘草、粳米调和于中宫，且能土中泻火，稼穑作甘，寒剂得之缓其寒，苦剂得之平其苦，使二味为佐，庶大寒大苦之品，无伤损脾胃之虑也。"

应用药物与米谷煮粥治疗疾病，最早见于《史记·扁鹊仓公列传》中，其载："齐王有疾，医家淳于意诊断后让齐王服'火齐粥'，服后齐王病愈。"

因此，粥被称为"第一补人之物"。谷物适当配以各种食物或中药，则为粥疗，可养生保健、祛病延年。

但当今，很多医家在运用仲景以上诸方时，多不重视粥的运用，甚至弃而不用，这不但违背了仲景制方之义，也会影响疗效，或出现不良反应。

《伤寒论》及《金匮要略》等著作中，有许多看似平常、极为简洁的用药方法，粥疗即是一明例。

殊不知，这些药方和疗法，亦是"看似寻常最奇崛，成如容易却艰辛"。愿读者能细思其中缘由，莫轻忽而等闲视之。

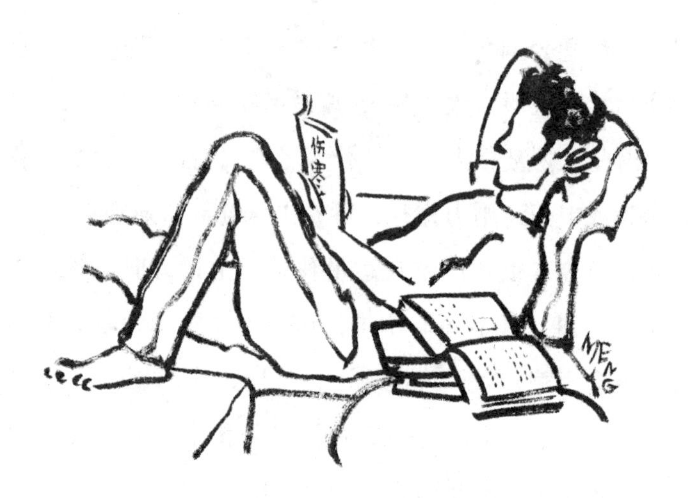
伤寒
MENG

剂量问题

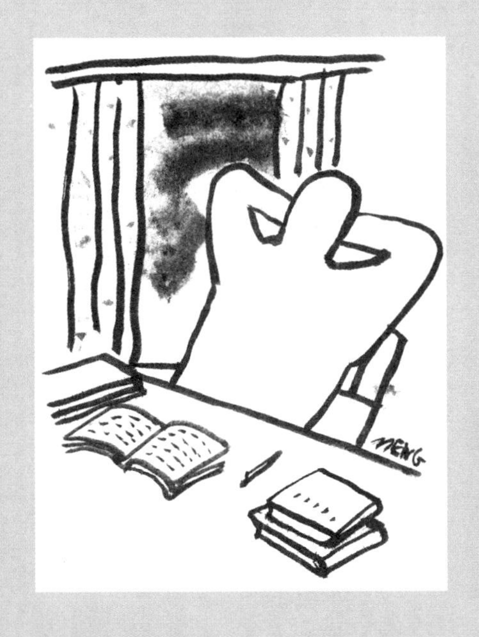

初学中医时，我也曾在原剂量的换算中迷失过。

“陈师兄，请问经方的一两你用多少克？”

“柴胡半斤怎么算？”

“半夏半升是多少？”

“麻黄十六铢是多重？”

“粳米六合……”

“附子一枚、杏仁五十枚、鸡子黄大……”

其实，原剂量换算问题是我们所有中医学子的一道坎，经常有师承同学来和我探讨经方的原剂量换算问题。

经方（仲景方）的计量单位，既有标准的计量单位，如尺、寸、升、合、斤、两、铢等，也有非标准的计量单位，如枚、个、把、撮等。

不管是对计量单位的认、具体剂量的正确换算方法，还是如何记住，以便临场应用，对芸芸中医学子来说，都是个不小的挑战。

初学中医时，我也曾在原剂量的换算中迷失过。

关于经方原剂量换算的考究，仲景撰写《伤寒杂病论》后的一千多年，不乏众多医药学家、文史家、度衡量史家，他们对经方原剂量换算进行了深入而仔细的考究。但因为各家掌握的文献和文物不同，思考问题的途径和方式不同，考证出来的结果也各不相同。众多的不同观点，令学医者困惑。

根据中国中医药出版社出版仝小林主编的《方药量效学》归纳，古今学者和医药学家的各种考证结果：经方1两的量值，从最小的1两=1g，到最大1两=16.875g，不同的考证结论达15种之多，最小数值与最大数值之差将近16g。

《方药量效学》把这种考究结果和状况概括为迷、乱、惑。

所谓“迷”，即经方计量单位“两”的量值是不明确的；因此经方的本原剂量是不清楚的，是迷失的。

所谓“乱”，即古往今来各家考证的观点和结论是不一致的，是混乱的，差别很大。

所谓“惑”，即迷惑，人们在关于经方本原剂量问题上，面对着各家混乱的观点，感到十分困惑。

所幸，前人做过的众多考证给现代的研究者奠定了很好的基础和参考，《方药量效学》归纳了很多现代研究，总结了经方药物剂量的标准和非标准计量单位，并建议遵循如下折算标准：

凡方中以两为计量单位者，1两按13.8g折算。

凡方中以非标准计量单位为计量单位者（如半夏1升、栝楼1枚、大黄如棋子大等），以韩美仙实测结果为折算标准。

非标准计量单位中，如代赭石如弹丸大、酸枣仁1升、小麦1升、橘皮1升、射干13枚、甘遂3枚、薤白3升、虻虫20个、麻仁2升、诃子10枚，取陶汉华实测结果为折算标准。

非标准计量单位中，附子1枚取6.9g，大附子1枚取10g为折算标准。

非标准计量单位中，竹叶2把取畅达实测结果为折算标准。

凡散剂、煮散中以方寸匕、钱匕为计量单位者，植物类药物1方寸匕算5g，1钱匕取0.5g，半钱匕取0,25g为折算标准。

凡方中赤石脂1方寸匕者，取韩美仙实测结果约合2.7g为折算标准。

凡丸剂中以体积为计量单位者，1方寸匕=1弹丸，1弹丸=10梧桐子，1梧桐子=2大豆，1大豆=2小豆，1小豆=3麻子。1鸡子黄大按10g折算，1弹丸大按5g折算，1梧桐子大按0.5g折算，1大豆大按0.25g折算，1小豆大按0.125g折算，1麻子大按0.042g折算。

方中云葶苈子如弹子大者，取5g为折算标准。

那我个人该按一两多少克开方？

《方剂学》教材里一两是按3g计算的，但我会综合考虑，根据病人的病情轻重，在每两3g的基础上灵活加减。

目前，《中国药典》所载法定用量和经方原剂量有差距，为了合法合规，医家们被动地限定在《中国药典》的保守剂量内开方，临床中有些治疗得不到满意的效果。

我个人也认为，相对《中国药典》规定用量，经方原剂量与临床实际用量均具有更宽的剂量范围。因此，通过科学研究和实践，在确保用药安全的前提下，在一定范围内扩大《中国药典》法定中药的剂量范围，有利于提高方药的临床疗效和中医的发展。

经方路

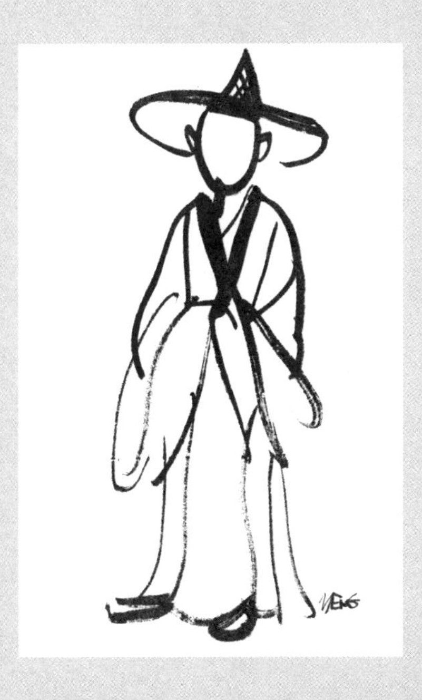

师承学习第一年,我以《中医基础理论》《中药学》《诊断学》和《方剂学》,中医学院教育的四大基础教材为主要学习内容,把《伤寒杂病论》放在心里。

“昨晚喝完两次中药，早上起来不咳嗽了，痰也少了，长这么大第一次发现中药治疗咳嗽速度这么快，太神奇了，不可思议。”

早晨，我收到朋友的信息。

朋友体弱，过去常有个感冒发烧的，就跑去医院里寻那吊针西药治。

西药快速有效，这是朋友的想法。

这次她找我，只因西医不再“灵光”了，久治不愈，没有任何办法了，她病恹地说：“你开个方子试试吧。”

而今得到回应，疗效甚好！我不是第一次听到这种惊叹，效果会说话，它慢慢地把人们心中对中医的刻板印象抹去。

初时，回复服药后有效果的信息会让我感到喜悦，认为中医得到大家认同，自己得到肯定，后来我便平静下来了。中医，经方，有效是正常的，无需惊讶或者吹捧，我们默默地走在经方路上。

两年前我执起一本《伤寒杂病论》，学习仲景经方。

学习经方是师父对我的要求，记得第一次跟诊时，那时开始师父就要求我先放下一切，从《伤寒论》开始学习，从仲景六经辨证的提纲开始学习。

然而，作为没有任何基础的中医小白，我面对复杂难懂的古文，阅读起来非常吃力，举步维艰，因此，我只有先打好基础，等以后再说。

所以，2017年，师承学习第一年，我以《中医基础理论》《中药学》《诊断学》和《方剂学》，这中医学院教育的四大基础教材为主要学习内容，把《伤寒杂病论》放在心里。

据说，每个中医人都有能师从仲景的梦想，有些人因为阅读困难而举步不前，有些人坚持不懈，终有所成。

2018年的春天，一次经方学术会议上，听了岭南经方名家黄仕沛教授关于“学习仲景的重要性”的演讲后，我明白不能再等了。于是，我下了决心，放下一切教材，主攻张仲景《伤寒杂病论》。

在师承学习的第二年，我走上了追随仲景先师的经方之路。

有人说中医是白天看病，晚上看书，说得一点都没有错，我也是如此，特别是每次碰到新问题时，晚上一定回家查书找资料，直到明白搞懂为止。

一盏台灯，一支笔，一本笔记，手拿原典，手旁放着辅助书籍，便是我的求学。

古文条辨理解不易，为了帮助学习，各位大家的经方注释成了我书架上占比最多的书。郝万山、胡希恕、刘渡舟、倪海厦和冯世伦，这些医家把难懂的经典条文变成了简单易懂的诠释，他们的课程和书籍，是我的座上贵宾。

中医看病，难在辨证，学习张仲景的条文和六经辨证后，有时候看到患者的病历后就会马上条件反射联想到某个条文、某个治则和经方，收集所有信息综合分析和辨证，只要是对证，效果都是立竿见影的。

其实，最好的老师是患者，临床让我接触到了不同情况的患者，针对每个患者的治疗经验都让我得到治疗方法的进步和经验的累积。

师妹说，她蹲下起来时就头晕，我脑海立马就跳出了“茯苓桂枝白术甘草汤”，服药一周后她来电说不晕了。

《伤寒论》第67条：“伤寒，若吐、若下后，心下逆满，气上冲胸，起则头眩，脉沉紧，发汗则动经，身为振振摇者，茯苓桂枝白术甘草汤主之。”

女儿每次坐车都晕车呕吐，这次我让她提前服“干姜半夏人参汤”，三百多公里的自驾游不再呕吐了，一路上还可看窗外，观赏沿途风景。

《金匮要略·妇人妊娠病脉证并治》曰：“……呕吐不止，干姜人参半夏丸主之。”

肖阿姨的脉是我学医以来摸到的第一个结代脉，脉搏跳几下停一下，我马上想起了炙甘草汤，服药三天后我再去探望搭脉，脉象偏向正常，患者也感觉舒服有效。

《伤寒论》第177条：“伤寒脉结代，心动悸，炙甘草汤主之。”

被某医院诊断为银屑病的朋友张建，他熬夜、难入睡、多梦，说梦话、脸上长了很多牛皮癣一样的疙瘩，影响形象。但我不管他什么银屑病了，我按中医的不寐治疗，给予柴胡加龙骨牡蛎汤合酸枣仁汤，服药一天后大便通畅了，睡眠开始改善了，两周后脸上的疙瘩基本消失。

《伤寒论》第107条：“伤寒八九日，下之，胸满烦惊，小便不利，谵语，一身尽重，不可转侧者，柴胡加龙骨牡蛎汤主之。”

《金匮要略·血痹虚劳病脉证并治》：“虚劳虚烦不得

眠，酸枣汤主之。”

好朋友阿明痛风发作，我给予三剂甘草附子汤，痛止。

《伤寒论》175 条：“风湿相搏，骨节烦疼，掣痛，不得屈伸，近之则痛剧，汗出短气，小便不利，恶风不欲去衣，或身微肿者，甘草附子汤主之。”

刘姐便秘三年，用了蜂蜜栓之后，脸上洋溢出了满意的笑容，说现在大便通畅了，感觉非常舒服。

《伤寒论》第 233 条：“阳明病，自汗出，若发汗，小便自利者，此为津液内竭，虽硬不可攻之，当须自欲大便，宜蜜煎导而通之。”

不一一列举了。经方应用，有时候简单粗暴，但却直接有效。

三年了，我这个中医小白踏上经方之路，如今算是走了几步。路还很长，我希望慢慢走，看沿途风景，救治更多苦痛；我希望快快走，走远些，学多些，仲景先师的身影在路的尽头。

经方路啊，很长，很远，走一辈子吧。

死而后已，不亦远乎？

辑二 ◎ 斯人苦疾

脚下
踏出的声响
如同雪的呢喃
我是这雪地中的一个点
孑然融于天地中

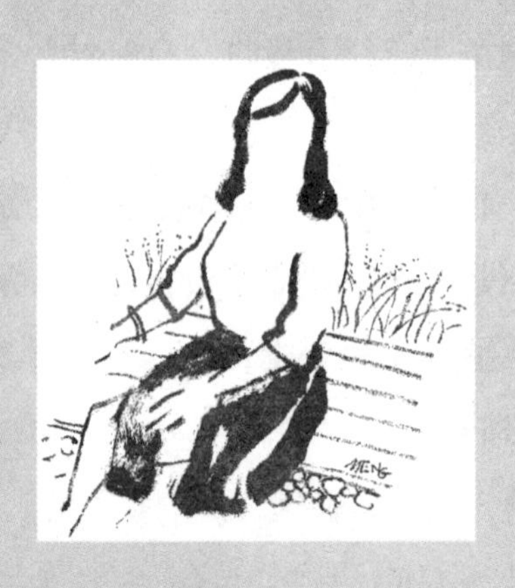

沈阳的鱼生，威海的羊杂

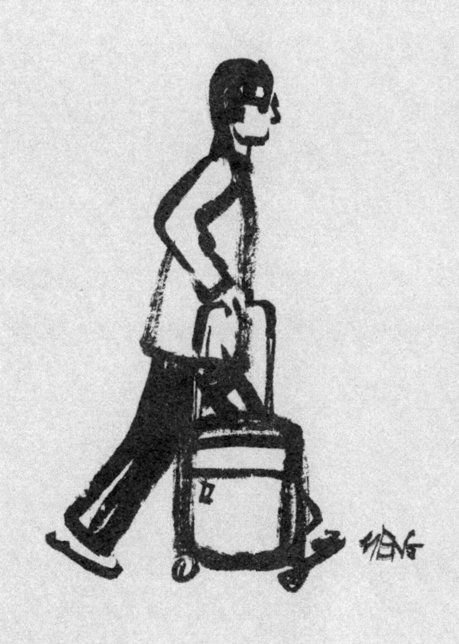

同是腹泻，西医消炎涩肠治标，中医解表祛湿、健脾扶正，标本兼治，治疗效果也天地悬隔。

又来到沈阳了。

沈阳，一座国家历史文化名城。

此时的浑河已全部结成冰，我坐在出租车里看着沿路景色，心里琢磨着什么时候也带家人来看看这里的人和雪。

出租车跨过浑河桥就来到了浑南区，我应约到此拜会一位东北书法家朋友，我们在他工作室里挥毫，品茗，谈天。

其后，朋友带我到一家海鲜酒楼，吃顺德鱼生。

顺德鱼生全在一个“薄”字，薄则鱼骨隐，厚则鱼骨现，鱼片仅0.5毫米左右的厚度，薄如蝉翼，晶莹剔透。

顺德鱼生没有日料那么精致的摆盘，但佐料丰富，蒜片、姜丝、葱丝、洋葱丝、椒丝、豉油、花生碎、芝麻、指天椒、香芋丝、炸粉丝缺一不可，再加上油、盐、糖，各色调料混合在一起，把生鱼片拌入其中，入口滑嫩，满口溢香。

这是我第一次在寒冷的东北吃鱼生。

鱼不够新鲜，口感差了些，但窗外白雪纷飞，屋内热气腾腾，口中鱼片冰凉清爽，我食指大动，不知不觉间吃了许多。

冬夜的沈阳格外寂静，路上行人稀少，望去只是茫茫无尽的白，光散射着，看不清尽头。

脚下踏出的声响如同雪的呢喃，我是这雪地中的一个点，孑然融于天地中。

突来的腹痛把我的思绪拉回到现实，忍住疼痛回到酒店，我意识到，我吃到不干净的食物了，是那盘鱼生。

整晚我都往返于卫生间，腹泻难止，痛苦难堪。

天亮时腹泻仍持续着，我只好即刻联系同事接替我的工作，匆忙赶往中国医科大学附属第一医院看急诊。

我期望医生能快些消解我的病痛，但医生却说，不急，先去验血吧，看看是病毒还是细菌感染，要排除阑尾炎和胆囊疾病等。

我说只是吃了不干净的食物，医生仍坚持必须先看检查结果。

我坐在化验室门前椅子上等报告，保持着弯腰捂肚子的坐姿不动，仿佛肌肉的每丝颤动都会带来更多的痛苦。苦苦等候一小时，化验结果出来了，医生诊断我为急性肠胃炎，开了五天的抗生素和蒙脱石散。

我按时服药，但痛苦未能消退，腹泻还在持续。我蜷缩在酒店房间里，随时做着跑厕所的准备。

煎熬到第四天，腹泻才有所减少。

一周后离开沈阳时，我整个人消瘦无力，宛若虚脱，我苦笑着想，这也算是有效的减肥方法吧。

苏轼曾言："盖聚物之夭美，以养吾之老饕。"口腹，是常人最基本的欲望，但常惹祸。

此后又过了五年，我到山东威海出差。

午餐时，同事特意带我尝他家乡的美食——山东莒县羊杂汤。

莒县，隶属于山东省日照市，历史悠久，是千年古县，曾是春秋时期莒国都城所在地，"毋忘在莒"的典故就出在这里。

此时的我正学医，但人在外企工作，为生计奔劳。学医医济他人，工作以养身命。

羊杂碎汤，碗是海碗，汤是沸腾滚烫的，熬得乳白的汤泼到羊杂上，白烟蒸腾，辣椒多放，红红地漂着，火辣辣地暖身子。再往羊杂汤里加入用手揪碎的烧饼，待汤汁浸入烧饼，够味，劲道。

食物虽然粗糙，味道却很细腻。连汤我吃了一大碗，心满意足，下午繁琐的工作安排仿佛也顺遂了很多。

处理好威海的事务后，我们驾车前往烟台，傍晚六点多到达烟台的酒店。

我开始感觉不适，腹痛肠鸣、腹泻、里急后重、欲呕、肢体酸痛，伴有恶寒发热，症状和五年前的沈阳鱼生腹泻相似，应是又食用了不洁的食物，是那碗美味的羊杂汤。

我自嘲美食皆陷阱，而我却屡撞南墙，频见黄河，仍不愿悔改。

所幸我已略懂医理，五年前难熬的病症，如今我自己可以试着治疗了。

复杂的事情简单来做。

我到附近药店买了藿香正气水和黄连素，服药半小时后止泻，微微出汗，烧退身凉，卧床休息，一夜好眠。

次日，尽管也有些虚脱无力，但及时止泻，未伤元气，没影响工作，甚至不影响胃口，我还能吃上喜爱的

“喜家德”饺子。

黄连素和藿香正气水都是中成药，即是以中草药为原料，经制剂加工制成的中药成品。二者搭配服用，用以治疗湿滞内伤的急性肠胃炎、肠胃型感冒等疾病效果很好。

黄连，味苦，性寒。归心、脾、胃、肝、胆、大肠经。

《本草备要》曰：“入心泻火，镇肝凉血，燥湿开郁，解渴除烦，益肝胆，浓肠胃，消心瘀，止盗汗。”

现代医学研究显示，由黄连提炼的黄连素，具有显著的抑菌作用，可有效治疗痢疾等消化道疾病。

藿香正气水，由藿香正气散演化而成。

藿香正气散出自宋《太平惠民和剂局方》[1] 卷二，以二陈汤为基础，再配以疏解外感及调整胃肠的芳香挥发

① 《太平惠民和剂局方》由宋代太平惠民和剂局编写，是全世界第一部由官方主持编撰的成药标准。全书共 10 卷，附指南总论 3 卷。分伤风、伤寒、一切气、痰饮、诸虚等 14 门，载方 788 首。所收方剂均是中医中药方剂，记述了其主治、配伍及具体修制法，是一部流传较广、影响较大的临床方书。书中许多方剂至今仍广泛用于临床。

性药剂而成。

汪昂[1]《医方集解·和解之剂》对藿香正气散的解析是：

“此手太阴、足阳明药也。藿香辛温，理气和中，辟恶止呕，兼治表里为君。苏、芷、桔梗散寒利膈，佐之以发表邪；厚朴、大腹行水消满，橘皮、半夏散逆除痰，佐之以疏里滞。苓、术、甘草益脾去湿，以辅正气为臣使也。正气通畅，则邪逆自除矣。”

沈阳的鱼生，威海的羊杂。

同是腹泻，西医消炎涩肠治标，中医解表祛湿、健脾扶正，标本兼治，治疗效果也天地悬隔。

---

① 汪昂（1615—1694年），字讱庵，初名恒，安徽休宁县城西门人，曾中秀才，因家庭贫寒，遂弃举子业，立志学医。他苦攻古代医著，结合临床实践，经过30年的探索研究。编著有《素问灵枢类纂约注》《医方集解》《本草备要》《汤头歌诀》等。

化疗，还是不化疗

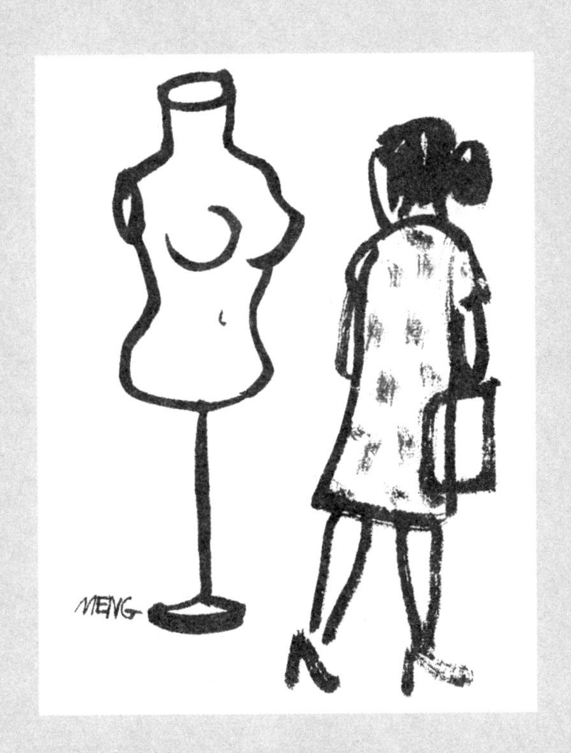

相对而言，中医带瘤生存、扶正祛邪、固本培元的治疗方法，是西医没有的优势。

患者神情满是疲倦，带着厚厚一沓病案，在她先生的陪同下走进诊室。

一年前，她被发现患有乳腺癌，现已切除右乳，从广西慕名而来，向师父求治。

每日慕师父之名而来的患者很多。

为了提高看病效率，跟诊的学生先问诊写病历，再将写好的病例交给师父进一步诊断和开方。

患者看起来有些紧张。

趁她丈夫走开时，她悄悄地告诉我，自己过去因丈夫外遇常生闷气，并请求我们做做她丈夫的工作，帮忙劝她丈夫改邪归正。

我心里不免难过，但也只能告诉她丈夫，乳腺癌和情绪关系很深，应尽量让患者保持心境平和，特别是不能生气。

这并非单为回应患者请求而说的虚言。

明代陈实功[①]所著《外科正宗》中云：

“忧郁伤肝，思虑伤脾，积想在心，所愿不得志者，致经络痞涩，聚结成核。”

当你生气时候，身体内就会气血不通而造成瘀堵，瘀堵后，本来流动的津液就会滞留在某个地方，且变得越来越浓稠，也就形成了中医说的痰，时间久了就变成固体的硬块，为痰核。

晚清名医余听鸿[②]所编《外证医案汇编》亦言：

“乳症，皆云肝脾郁结，则为癖核。”

除了为家事烦忧，患者还不断地询问同一个问题：

“您觉得我的情况，化疗，还是不化疗？”

---

① 陈实功(1555—1636年)，字毓仁，号若虚，江苏南通人，明代著名外科学家，自幼精研外科医术，“心习方，目习症，或常或异，辄应手而愈”。陈实功有丰富的实践经验和理论知识，于1617年编著《外科正宗》一书，全书共12卷157篇，对痈疽、疔疮、流注、瘰疬、瘿瘤、肠痈、痔疮、白癜风、烫伤、疥疮等外、伤、皮肤、五官科疾病，“分门逐类，统以论，系以歌，淆以法，则微至疥癣，亦所不遗”。分析详尽，论治精辟，治法得当，并附若干医案，令人信服。《外科正宗》向以“列症最详，论治最精”著称，反映了明朝以前我国外科学的成就。

② 余听鸿(1847—1907)，字景和，清道光二十七年(1847年)生，宜兴人。他早年至武进孟河天宝堂药店学徒，潜心研读《黄帝内经》《伤寒》《神农本草》等医古籍，入名医费兰泉门下为徒，专攻中医内科。36岁时至常熟虞山镇开业行医，渐至远近闻名。他著有《伤寒论翼注》《外症医案汇编》《诊余集》《余听鸿医案》等，卒于光绪三十三年(1907年)。

患者对治疗方案，选择西医化疗或是纯中医治疗，悬而未决，徘徊不定。我非常理解患者的心情，没有学医之前，面对自己的疾病，我也常拿不定主意。

尽管中医是中华民族的传统医学，但因历史原因，过去的近百年，西医已占据主流地位。

城市里的医院大多是西医医院，有些县级区域连中医院都没有，大医院肿瘤科名专家的诊室里坐着的，也大都是西医医生。像我家乡江洪镇这样的中小型乡镇卫生院更是连个中医师都没有，就算老百姓想看中医也无处求援。

绝大部分患者被查出恶性肿瘤（癌症），首先想到的往往是招牌上挂着“肿瘤”二字的肿瘤医院，或是大医院的肿瘤科，而西医们对肿瘤患者的常规治疗是手术和放化疗。

中医接触到肿瘤患者时，患者往往已经因手术、化疗而元气大伤，免疫力系统也被破坏了。经常是西医已然无法治疗时，患者才会想到中医。

有件事情，我一直不能理解。在患者接受化疗的同时，有些西医医生会以“避免药物冲突”为由，禁止病人服用中药。

化疗的同时，服用中药会有冲突？

中药讲究药食同源，许多中药原料都来自食物，如：治疗太阳中风的桂枝汤里的生姜和红枣、治疗阳明热病的白虎汤里的粳米，去虚热的栀子豉汤里的豆豉，回阳救逆的通脉四逆汤里的葱，祛痰健脾的外台茯苓汤里的陈皮，都是百姓家寻常的食物，又是治病的好药材。

按部分西医的逻辑，是否上述的日常食物也与化疗相悖？

我这么说，是因为我的叔叔就亲身经历了这样的事情。

在《小柴胡汤》一文中也有提到，叔叔拒绝在化疗的同时看中医。

叔叔的原话是这么说的："给我开刀的是全国著名的某科专家，他人很好，医术很高明，我手术就是他亲自做的。手术很成功，医生要求在化疗的同时不能看中医吃中药，避免和化疗冲突。有位也在化疗中的病人偷偷去开中药吃了，他知道后大声叫骂，还警告那个病人'后果自负'。"

这位被警告"后果自负"的患者，该有多大的心理负担啊。

乳腺肿瘤患者来找师父时，心理负担也异常沉重。化疗还是不化疗，她反复地问这个问题。

我当时不好给她建议，但我心里想，化疗，如同一把双刃剑，杀敌一千，自损八百，会严重地破坏免疫系统。化疗与否，需要结合患者自身的具体情况做出决断。

如果她是我家人，我是不愿让她接受化疗的。如果患者能早些学会以中医的知识颐养身命，早些来找中医治疗，也许连手术都不用做。

屡次手术将把人的身体机能破坏殆尽，患者身体状况充满着不确定性。临床也证明，相对而言，中医带瘤生存、扶正祛邪、固本培元的治疗方法，是西医没有的优势。

内服中药，外疏经络，不进行手术和化疗，病人所受的病苦折磨减轻很多，免疫系统也不会被那么严重地破坏，生活质量有所保障，寿命也能延长。

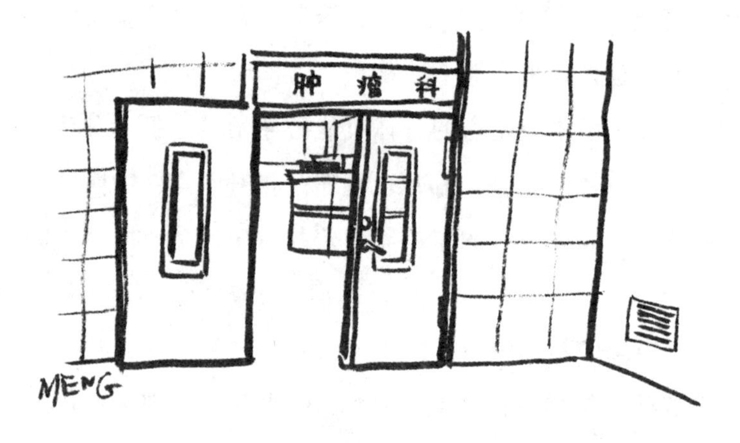
肿瘤科
MENG

食管癌

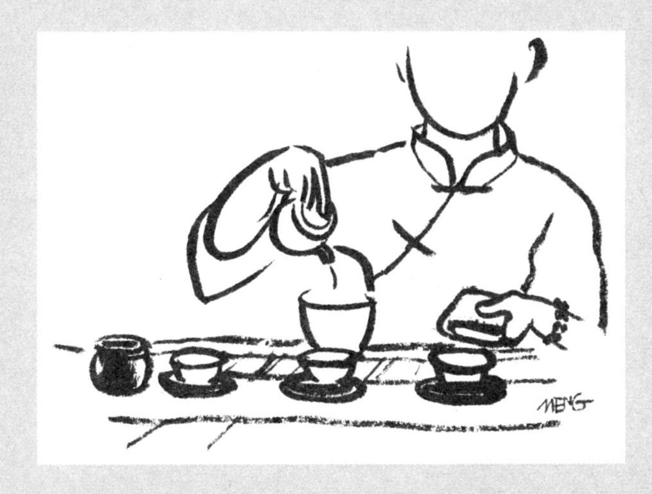

初沸的水泡茶，于滚烫之际一啜而尽，对咽喉的损伤也在所难免。

离除夕还有三天时，我驾车陪母亲去离我们镇十多里路的小渔村走亲戚，探望刚刚养病回来的姨父。

姨父时年76岁，从去年5月开始，出现食物吞咽受阻、食入即吐的症状。

先后两次去东华医院检查后，确诊为食道癌。

9月，手术切掉了十多厘米的喉管，虽然没化疗，但术后恢复情况不佳，身体虚弱，一直伴有喉痛涌痰、胸痛、未愈合的伤口渗液等不适症状。

这期间，他一直住在东莞表弟家里，三餐靠喝粥、吃止痛药养着。

回老家前，姨父已在东莞看过一次中医了，那是姨父生病以来第一次看中医、喝中药。据他所说，服了七剂后，痰少了，身体也较之前舒服了些。

我希望能为他们做些什么，恰好自己又在学医，于是主动请求和母亲一起去探望。

食管癌在中医里属于“噎膈”的范畴。

噎，即堵塞的意思；噎膈，即食物吞咽受阻，或食入即吐的一种疾病。

《诸病源候论·痞噎病诸候卷之二》[①]第四条五噎候云：

“夫五噎，谓一曰气噎，二曰忧噎，三曰食噎，四曰劳噎，五曰思噎。虽有五名，皆由阴阳不和，三焦隔绝，津液不行，忧恚嗔怒所生，谓之五噎。噎者，噎塞不通也。”

这段话的意思是说，五噎，尽管有气、忧、食、思、劳五种病名，但基本都是因为阴阳失调，三焦水道瘀堵，津液运行受阻，发生这些情况一般是因为过于忧愁或者脾气暴躁等情绪问题引起的。

《景岳全书·噎膈》云：

“噎膈一证，必以忧愁思虑，积劳积郁，或酒色过度，损伤而成。”

这段话的意思是说，治疗噎膈，最好的方法是治脾和肾，因为脾是负责运化水谷精微的；而肾的强弱，直

① 《诸病源候论》，又名《诸病源候总论》《巢氏病源》。50卷。隋代巢元方等撰于大业六年(610年)。为我国第一部论述各种疾病病因、病机和证候之专著。

接影响到下焦肾水气化的功能，也影响到大小便。所以，食道的堵塞主要的问题在脾，吸气无力和大小便的问题主要在肾。治疗脾，宜以温药打通三焦水道为主，治疗肾，宜以滋补药固肾补阳为主，除开这两个方法，其他方法都很难达到治疗效果。

近些年，姨父的大儿子身体欠佳，一度成为压在姨父心中的一块顽石。忧思伤脾，脾虚行气无力则气结，气结则津液不得输布，聚而成痰，痰气交阻于食道，故渐生噎膈。

此外，姨父多年来一直有着不良的饮食习惯。每日晚餐前，他必小酌几杯自酿的纯米酒，胃口大开后，再吃下两大碗米饭，最后喝一碗滚烫的鲜鱼汤，说是烫烫喉咙。

这不禁让我想起冬日里的甘肃人。

甘肃人喜欢围坐于火炉旁，烤上几片馍馍，或吃点馓子，再“刮”几盅滚烫的盖碗茶。殊不知，腾腾的茶香里，过热的三炮台茶却给食道造成了伤害。

现代医学研究证明，人的食道黏膜只能耐受60℃以下的温度，饮用温度太高的水容易烫伤食道黏膜。长此以往，会使损伤的黏膜还未完全修复便再度被烫伤，这个过程可能引起基因突变，导致癌症。

我想，这应该是甘肃一带成为食管癌多发地带的重要原因之一吧。而同样被食管癌困扰的，还有潮汕地区，这当归因于潮汕人嗜饮功夫茶。

“蟹眼已过鱼眼生”，初沸的水泡茶，于滚烫之际一啜而尽，对咽喉的损伤也在所难免了。

除功夫茶外，烫粥配咸菜也是潮汕地区的一大饮食特色。

白粥要烫，而且要喝得快，三下两下就倒进肚里，米粒完整、米汤浓稠，食者满足于胃腹瞬间暖融的快感，再就着各类腌制海鲜和“潮州打冷”来吃，美味之极。

毋庸置疑，“潮汕打冷”确实滋味诱人。但白粥过热伤喉，小吃在腌制过程中会产生的大量亚硝酸盐，食用后在人体内会生成亚硝胺，也具有强烈的致癌作用。

这宛若蜜糖里掺杂着砒霜。

根据国家癌症中心发布的《2018 年全国最新癌症报告》数据显示，食管癌是继胃癌、结直肠癌和肝癌之后，我国最常见的消化道肿瘤，在所有癌症里占比 6.78%，男性较女性发病率更高。

食管癌，中医称为“噎膈”，治疗方法古人早有记载。

《景岳全书·噎膈》[1] 论治曰：

“凡治噎膈，大法当以脾肾为主。盖脾主运化，而脾之大络布于胸膈，肾主津液，而肾之气化主乎二阴，故上焦之噎膈，其责在脾；下焦之闭结，其责在肾。治脾者，宜从温养，治肾者，宜从滋润，舍此二法，他无捷径也。”

给姨父诊完脉后，我细致地同他讲了包含饮食起居等在内的治疗建议，鼓励他坚持以中医辅助治疗。

然重疾之下，生命极为脆弱。半个月后，姨父便在老家逝世了。

母亲说，姨父总算过了一个团圆年。

八年前，我一同学的父亲也因食管癌离世。

提起往事，同学说，他父亲也爱吃高温的食物，尤其是喜欢喝滚烫的鲜鱼汤，觉着味道尤为鲜美。靠海

---

① 《景岳全书》，明代张介宾撰，六十四卷。首选《内经》《难经》《伤寒》《金匮》之论，博采历代医家精义，并结合作者经验，自成一家之书。该书成于景岳晚年，在其殁后刊行。首为《传忠录》三卷，统论阴阳、六气及前人得失。次《脉神章》三卷，载述诊家要语。再次为《伤寒典》《杂证谟》《妇人规》《小儿则》《痘疹诠》《外科钤》。又《本草正》，论述药味约三百种。另载《新方八阵》《古方八阵》，别论补、和、寒、热、固、因、攻、散等“八略”。此外，并辑妇人、小儿、痘疹、外科方四卷。

吃海的湛江人喜欢“烫烫喉咙”，久之却真的把喉咙烫坏了。

食管癌的形成和长期不良的饮食习惯密不可分。

因此，预防食道癌，须从改变不健康的饮食方式开始。

其一，食物温度不宜超过50℃，不饮过热的汤水、茶水和白粥。

其二，须减少亚硝酸盐的摄入，少吃或不吃咸菜、咸鱼、腌肉、菜脯、鱼露等腌制品。

其三，少吃或不吃夜宵，晚餐七成饱，给食道和胃肠充足的休息时间。

其四，多吃高纤维的五谷杂粮、含多种丰富维生素的蔬菜和水果，可清肠排毒，预防癌症。

“冰冻三尺，非一日之寒”，积习足以亡身。食物的温度看似小事，谁曾想，它竟是导致食道癌的元凶之一。

健康的身体也绝非一朝一夕便能重新拥有。改掉伤损身体的恶习吧，不要等被切掉食道，无可挽回时，方才追悔莫及。

阿倩的故事

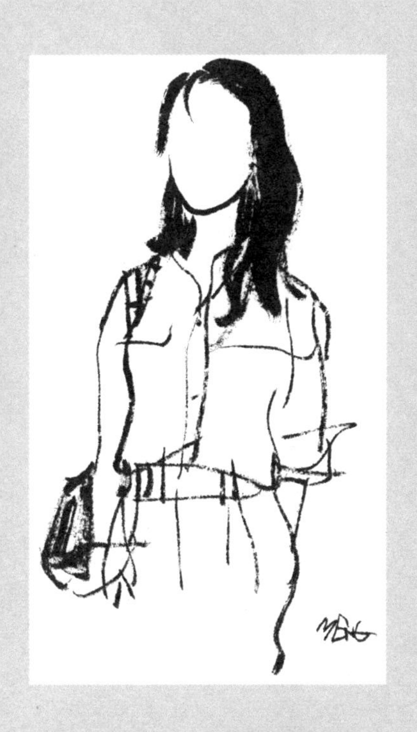

在这个世界上，隐藏着很多像阿倩这样的苦疾者，他们被西医诊断为双向情感障碍症、焦虑症、睡眠障碍综合征、抑郁症、狂躁症。

阿倩是个真实的故事，她已婚，今年36岁，女，做行政工作，现在病休在家。为了隐私，我们且叫她阿倩。目前为止，阿倩是我们跟踪治疗时间最长的情志病患者。

情志病，病名首见于明代张介宾《类经·情志九气》，是指具有情志异常表现的病症。平时与常人无异，异常时往往控制不住自己的情绪行为。

阿倩的家人通过介绍联系到我，他们希望中医中药可以挽救她。

初次见面，我和她聊天，为她开导，治疗，她大部分时间会很敏感，有时她会戒备、抗拒，有时非常温顺、配合。

某日，阿倩突然狂躁，谵语，兴奋，频频喝水，她开始多疑，怀疑家里的水不干净，自己去超市买了两桶8L的屈臣氏蒸馏水，半天内，就被阿倩全部喝光。

家属告诉我症状后，我马上就判断这是非常典型的白虎加人参汤证。

《伤寒论》第 26 条：

“服桂枝汤，大汗出后，大烦渴不解，脉洪大者，白虎加人参汤主之。”

我随即和师父探讨，拟方：知母 15g，石膏 60g，炙甘草 10g，粳米 20g，人参 10g，龙骨 30g，牡蛎 30g，嘱咐三剂，每天一剂，每剂分三次服。

白虎汤中的知母清热除烦，石膏去肠胃热且生津止渴，炙甘草补心阳，人参补津液，粳米护脾胃并把药带入小肠，另加龙骨牡蛎重镇安神，临床中白虎加人参汤对饮水千杯不解渴非常有效。

家人煮好药端给阿倩，阿倩直接把药倒掉，她神色激动地说：“我没有病！我不用喝药！你们都觉得我有病！你们都不相信我！”

当天晚上，阿倩整夜难以入睡，辗转反侧，躺下一会又起来，在家里走来走去，不停地说着过去的事情，直到天亮。家人在身边干着急，陪她、哄她、安抚她、讲道理，她心中的躁气依旧难以消解，眼睛充满了血丝，她不肯服药，不肯去医院，又无法入睡，就这样折腾了三天。

不能再这样耗下去了，几个家人把她押上车，直接送去住院救治。

这不是阿倩第一次发病了。

师父说希望我们可以帮到她，帮她就是帮整个家庭，也是帮助社会。于是，师父就和我开始一起医治这位患者，开始了徒开方、师审核的师徒默契配合战。

阿倩性情好强，做事过于执着，喜欢争个输赢，是个完美主义者，据家属说，她的发病起因是工作受到挫折，导致情绪失控，后来发展到不可控。

我跟家属说，受挫折是一方面，如果她的身体出现气血亏虚，阴阳失衡也会引起情志异常。

阿倩住院，被诊断为双向情感障碍，接受西药治疗。

我前往病房探望，她脉沉到甚至很难摸到，舌红，吃了西药后，药物的副作用让她整天都昏昏欲睡，有时还会头痛……

在这个世界上，隐藏着很多像阿倩这样的苦疾者，他们被西医诊断为双向情感障碍症、焦虑症、睡眠障碍综合征、抑郁症和狂躁症。有些长期服用西药，有些被重复地送去住院，西药的副作用让患者痛苦不已，身体在被消耗，却没有别的方法。

这群需要关爱和帮助的人已成为社会一大问题，我们非常理解情志病患者和家属的痛苦，希望可以为此做点什么。

历史上关于情志病的医学著作非常多，如《灵枢·癫狂》《仲景全书·郁证篇》《丹溪心法·癫狂篇》《医方考·癫狂篇》《医学正传·癫狂篇》等，这些著作大部分是以痰饮，或心血不足论治。

所谓情志，即指喜、怒、忧、思、悲、惊、恐等人的七种情绪。

我是学仲景的，当然是从《伤寒杂病论》来论治和探讨。

情绪不好会影响到脏腑组织和经络的正常运行，人体每个脏腑器官的衰败和疾病的发生也会引发情绪异常，因此，很多重疾的患者都会伴有不同程度的情志问题。

仲景诠释情志病的条文非常多，有重证的热病、瘀血的谵妄、癫狂痫，还有轻证的百合病、狐惑病、脏躁病、热入血室、奔豚气、梅核气、烦躁、不寐及嗜卧等。症状还包括眩晕、心悸、惊悸、郑声、循衣摸床、邪哭……

我们面对的阿倩，情况复杂，上述大部分的症状她几乎都出现过。师父和我非常认真地研究阿倩的问题，希望以最大的努力让阿倩快点好起来。

自从和阿倩第一次交手后，我慢慢取得了阿倩的信任，阿倩和家属有什么情况也及时发信息来求助。

这次阿倩又出现谵语妄想的症状，问诊得知，她已经一周没有大便了，苔黄口干，稍微动下就容易出汗，每次吃饭都出一身汗，在此之前大便拉很久才出来。

经过长期与疾病斗争的阿倩，身体已被掏空，身体稍微有点瘀或堵，就会有和健康人不一样的敏感反应。

阿倩这次异常是便秘引起的，先通大便吧。

《伤寒论》第212条：

“伤寒，若吐若下后，不解，不大便五六日，上至十余日，日晡所发潮热，不恶寒，独语，如见鬼状；若剧者，发则不识人，循衣摸床，惕而不安，微喘，直视，脉弦者生，涩者死；微者，但发热、谵语者，大承气汤主之。若一服利，则止后服。”

大承气汤方：

大黄四两　厚朴半斤（炙）　枳实五枚（炙）　芒硝

三合。

上四味，以水一斗，先煮二物，取五升，去滓，内大黄，煮取二升，去滓，内芒硝，更上微火一两沸，分温再服。得下，余勿服。

我们立刻拟方大承气汤：大黄 20g（后下），厚朴 40g，枳实 20g，芒硝 20g（分两包，在服药时兑下溶解），一剂，分两次服，并嘱咐，如果服完第一次大便出了，就不要服第二次了。

为什么堵大便会引起情志异常？

通常，如果人一个星期不大便，并且屁都不放一个，证明燥屎已从大肠堵到小肠了。我们说肺与大肠相表里，心与小肠相表里，大肠堵住了会影响肺的肃降功能，肺主魄，导致如见鬼状、谵妄等异常；小肠堵住了会影响心，心藏神，神藏不住了，就会出现不识人、循衣摸床、惕而不安等异常。

所以，我常跟患者说，堵什么都不能堵大便。

倪海厦认为，80% 的肿瘤都是堵大便引起的，身体堵住了就会长东西。

跟踪治疗阿倩一年多，我们根据她身体的变化来辨证施治，取得了很好的治疗效果。我们用四逆散为基础方解决她的经前乳房胀痛和情绪变化问题；用抵当汤、桃红四物汤解决她血瘀和月经问题；用柴胡龙骨牡蛎汤和酸枣仁汤解决她睡眠困难和焦虑问题；用半夏厚朴汤解决她咽喉经常有痰的问题；用真武汤、附子汤解决她阳虚水泛的问题；根据治妇人脏躁的甘麦大枣汤、治百合病的百合类方的原理让她喝百合麦片粥……我们见招拆招，经过一年多的精心护理，阿倩已脱离西药，情况稳定。

今天，我们给阿倩开出了滋补身体的小建中汤，我们希望她可以把过去消耗的能量都慢慢补回来。我们知道，只要吃喝拉撒睡正常了，气血足了，阴阳平衡了，身体就会好起来。

《金匮要略·五脏风寒积聚病脉证并治》：

“邪哭使魂魄不安者，血气少也；血气少者属于心，心气虚者，其人则畏，合目欲眠，梦远行而精神离散，魂魄妄行。阴气衰者为癫，阳气衰者为狂。”

意思是说一个人如果情绪不稳定，又哭又笑，魂不守舍，跟他的气血不足有关。气血不足导致心气虚，心气虚的患者，会容易害怕，受惊，每天昏昏欲睡，做梦，精神不集中，会乱说话，行为异常。如果是阴气衰弱，会导致癫病；如果是阳气衰弱，就会导致狂病。

因此，我们认为，气血亏虚，阴阳失衡是情志病很重要的致病原因。

随着时间的推移，和疾病做斗争的阿倩也开始慢慢明白这些医理，她在积极配合治疗，争取早日痊愈。

事实上，我们经常会面对许多和阿倩有类似情况的患者，只是病有轻重不同而已。我希望他们可以坚强，勇敢面对疾病，放松心情，培养健康的生活习惯；也希望世间多宽容，病者笑颜开，祝愿他们早日康复。

阿倩，加油！

手术

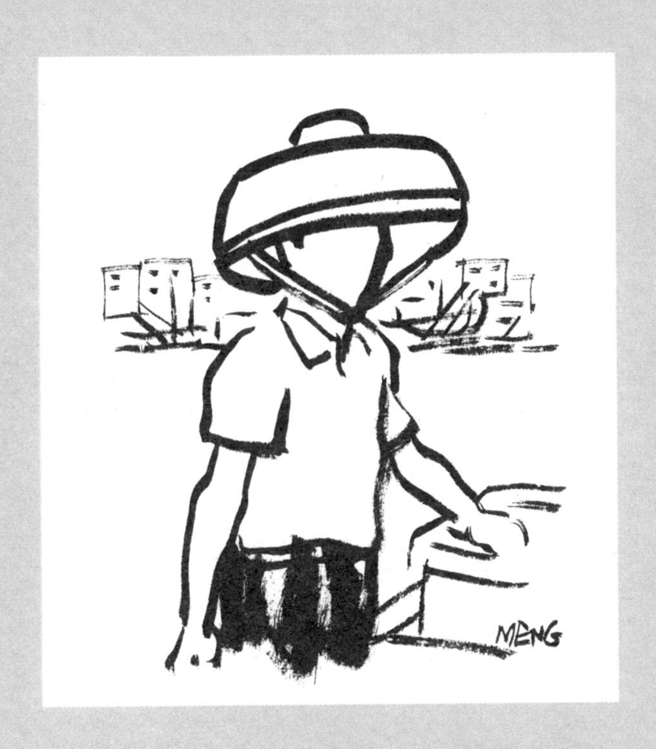

在我的调理下，父亲身体越来越好了。父亲说，你也帮母亲调理下吧……

父亲说，他喝了我开的开胃汤后，胃口好了，睡眠质量提高了，那道从胃部顶向胸口的气也消失了。

我告诉他坚持服药，身体会越来越好的。

其实我给父亲开的不是什么“开胃汤”，而是仲景千古名方“小建中汤”，内有饴糖、桂枝、芍药、生姜、大枣、炙甘草。父亲略懂些医理，对中药也很敏感，不肯用他认为会“上火”或过于“寒凉”的药材，我才哄他说是开胃汤。

小建中汤是给父亲调理身体的。父亲养鱼养虾，日夜操劳，清晨喂饲料，夜间巡鱼塘，寒天干塘捕鱼，穿着塑料雨靴就下塘底，饮食不定时，重活做得多，加上常年湿气入体，如今五劳七伤。

《金匮要略·血痹虚劳病脉证并治六》：

“虚劳里急，悸，衄，腹中痛，梦失精，四肢酸疼，手足烦热，咽干口燥，小建中汤主之。"

《伤寒论》第102条：

"伤寒二三日，心中悸而烦者，小建中汤主之。

小建中汤方：

桂枝三两（去皮） 甘草三两（炙） 大枣十二枚 芍药六两 生姜三两 胶饴一升

上六味，以水七升，煮取三升，去滓，内胶饴，更上微火消解，温服一升，日三服。"

所谓"建中"，就是使中焦脾胃强壮起来的意思。

父亲长期纳差，平时吃点过于寒凉的食物就觉得不适，煮菜时总喜欢放点姜才舒服，这其实是脾胃虚寒的表现。加上父亲长期虚劳和思虑，造成肝血不足，肝木乘土，脾胃为土，脾土又为气血生化之源，环环相扣，小建中汤倍芍药、桂枝，加上饴糖和草、姜、枣，既可以柔肝理脾，又可益阴和阳，温中补虚，正中下怀。

《绛雪园古方选注》卷上云：

"桂枝佐芍药，义偏重于酸甘，专和血脉之阴……以姜、枣助脾与胃行津液者，血脉中之柔阳，皆出于胃也。"

在我的调理下，父亲的身体越来越好了。父亲说，你也帮母亲调理下吧……

母亲15年前因被检查出胆结石而在广州某大医院摘除了胆囊，我束手无策。

因为当年愚昧无知，我在医生的建议下鼓励母亲手术，术后母亲对脂肪类食物消化功能降低，时常腹泻便溏，如今仍受病痛折磨。

你可能没有想到，当看到胆里有几块石头时，还有看不见、检查不出的几百块细小的石头隐藏在暗处，一只蟑螂就代表背后的无数蟑螂，一颗结石就代表潜藏着无数碎片。

你可能没有想到，胆是附在肝上的，肝主疏泄，胆汁是由肝的疏泄功能完成的，胆囊的切除消除了胆结石，却让肝无处疏泄，演变成“肝结石”。

你可能没有想到，大部分胆囊结石是无症状的，医学上称为“安静的石头”，可以选择保守治疗，甚至可以通过仲景方“四逆散”加减排出来。

你可能没有想到，胆囊问题，可能与胆囊无关，而是不吃早餐、情志不畅造成的，健康饮食、放松心态就可缓解症状。

这些，都是15年前的我不知道的。

于是我的母亲失去了胆囊。

我时常在想，每天，还有多少人和当初的我们一样，因为无知而被摘掉器官呢？

师父说，人体身上每个器官都有它的用处，能不动就不动。

不久前，深圳一位朋友联系我，说她母亲因生育过多造成子宫严重下垂，给生活带来痛苦，医生建议手术切除子宫，征求我意见。

我说，子宫下垂和胃下垂的原理一样，中医的方法是“虚者补之，陷者举之，脱者固之……”我和朋友谈了很久，她让母亲放弃手术，选择中医保守治疗，果然身体慢慢调理过来了。

夜里，骤然看到大连卖珠宝玉石的朋友发朋友圈，说明天停业一天，要带她10岁的女儿去切除扁桃体，我连忙劝阻，未果。

她坚持医生的建议，第二天切除了女儿的扁桃体。

后来，她后悔没有听我的建议，说术后女儿的咽喉不再痛了，但感冒发烧却多了。

她不知道，扁桃体是人体的免疫系统啊！

我想起我小女儿。四岁时，儿科医生在她的小腹上划了一刀，做了疝气缝补手术。我一直担心，疝气手术是否会把女儿经络切断？

《金匮要略·趺蹶手指臂肿转筋阴狐疝蛔虫病脉证治》：

“……疝气者，偏有小大，时时上下，蜘蛛散主之。”

真希望回到当初，喂给女儿半包蜘蛛散。

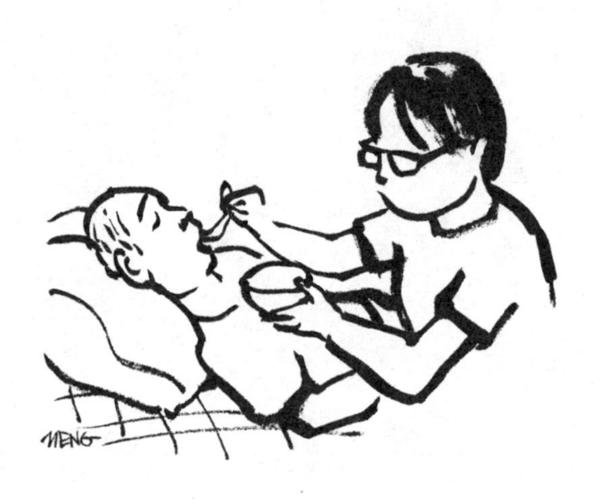
MENG

辨证论治

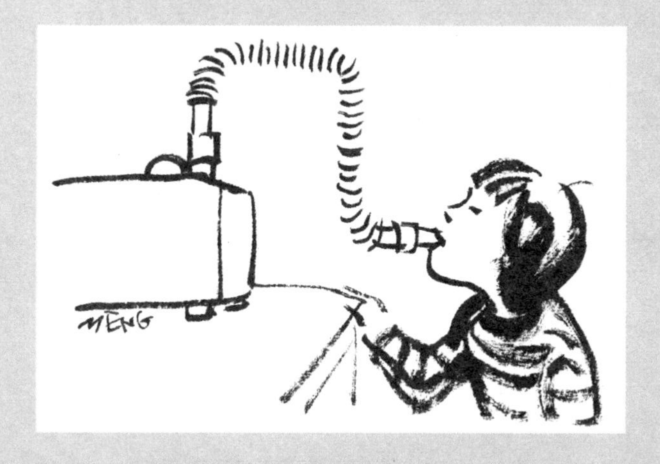

西医医病，中医医人。西医看着化验单，用同样的药治疗不同的人，而中医辨证论治，不同的人开不同的药。

拂晓时，舅舅来电，说咽喉疼了一夜，吞咽口水都很难受，还伴有汗出、全身无力、发热、困倦欲眠的症状，但因咽痛无法入眠，烦躁不安。

舅舅说昨日已吃了抗生素和中成药清热胶囊，但未见改善，问我该如何是好。

学医前，我也常常咽痛。

每每前往离家最近的三甲医院耳鼻喉科求治，不管是专家号还是普通号，医生都给我开抗生素加清热解毒的中成药。

据媒体报道，中国有70%以上的中成药是西医医生开出的。

我不明白，西医医生喜欢开中成药，到底是西药效果不佳还是所谓的中西医结合？

西医学认为急性咽痛由咽喉黏膜、黏膜下组织及其淋巴组织的急性炎症引起。医生安排我接受喷雾治疗，止痛迅速，见效快。

此后再因咽痛就医，我便主动要求医生加上喷雾治疗。我还自己买了一台喷雾机，用在医院开的“地塞米松磷酸钠”激素类注射液在家自己喷，喷雾药剂却慢慢地不起作用了。

医生说，可能是耐药了。

咽喉疼痛还在不断反复，喷雾机却放在一旁蒙尘。

后来得知，“地塞米松磷酸钠”激素摄入过多可能会引发精神抑郁和骨头坏死等副作用，我实在有些后怕。

学中医后，我开始调整生活作息，不熬夜，少烟酒，多饮水，咽痛的情形便少了许多。

一位重庆的朋友觉得奇怪：“广东人怎么老说喉咙痛？我天天吃辣，啥事没有！”

一位中医教授也说，他年轻时曾去过新疆援助，他在南疆喀什待了两年，发现天天吃烤羊肉的喀什人大多舌淡阳虚，而广东人吃了一点儿羊肉就上火咽痛。

教授说，这可能跟当地所饮的水有关，喀什人喝的水是帕米尔高原流下来的雪水，而重庆人喝的长江水则是来自青藏高原的雪水，雪水有天然“白虎汤”的清热作用。

相信很多咽喉肿痛的患者都和过去的我一样，选择到西医耳鼻喉科治疗，或是自己到药店买些清热解毒的中成药、大约对症的非处方药解决，疗效好坏参半。

西医治疗咽痛疗效不尽如人意，是因为他们使用中成药不善辨证施治，更不辨别阴阳寒热虚实，用药不准确。不辨寒热虚实的治疗可能会越治病情越坏，如果是心肾衰弱，阴寒内盛引起的咽喉痛，贸然“清热解毒”，只会加重病情。

《灵枢·忧恚无言》云：

“咽喉者，水谷之道也；喉咙者，气之所以上下也。”

咽喉为吸纳水谷和真气的第一道关卡要道，任何从咽喉进入并侵害到身体的物质，都会敏感地从此处反映出来。

脏腑出现异常，或是经络瘀堵，都会引起咽痛，因为人体多条经络均经过咽喉。

《灵枢》记载，任脉至咽喉，督脉入喉，冲脉、任脉，会于咽喉，手太阴肺经循咽，手少阴心经，支者上挟咽，足少阴肾经上挟咽，足阳明胃经上循咽，足太阴脾经上结于咽。

仲景在《伤寒论》不同篇目中详细记载了咽喉痛的病机和辨证。

《辨太阳病脉证并治下》：

“太阳病下之，其脉促，不结胸者，此为欲解也；脉浮者，必结胸，脉紧者，必咽痛。”

《辨阳明病脉证并治》：

“阳明病，但头眩，不恶寒，故能食而咳，其人咽必痛，若不咳者，咽不痛。”

《辨少阴病脉证并治》云：

“病人脉阴阳俱紧，反汗出者，亡阳也，此属少阴，法当咽痛而复吐利……”

即是说，风寒感冒的太阳病，胃热腑实的阳明病，心肾虚衰的少阴病，都可能引发咽痛，治疗时须辨证论治。

关于咽痛治疗，《伤寒论》也有诸多治则。

第310条：

“少阴病，下利，咽痛，胸满，心烦，猪肤汤主之。”

第311条：

“少阴病二三日，咽痛者，可与甘草汤；不瘥者，与桔梗汤。”

第312条：

“少阴病，咽中伤，生疮，不能语言，声不出者，苦酒汤主之。”

第313条：

“少阴病，咽中痛，半夏散及汤主之。”

第 317 条：

“少阴病，下利清谷，里寒外热，手足厥逆，脉微欲绝，身反不恶寒，其人面色赤。或腹痛，或干呕，或咽痛，或利止脉不出者。通脉四逆汤主之。”

第 334 条：

“伤寒先厥后发热，下利必自止，而反汗出，咽中痛者，其喉为痹。发热无汗，而利必自止，若不止，必便脓血，便脓血者，其喉不痹。”

第 357 条：

“伤寒六七日，大下后，寸脉沉而迟，手足厥逆，下部脉不至，喉咽不利，唾脓血，泄利不止者，为难治。麻黄升麻汤主之。”

西医医病，中医医人。

西医看着化验单，用同样的药治疗不同的人，而中医辨证论治，不同的人开不同的药，每个人都予以个性化的治疗，疗效当然好上许多。

我问清舅舅的症状，风寒化热，恶风汗出，损耗津液，引起咽干喉痛，给他开了桂枝加葛根汤，以桂枝汤解肌发表，调和营卫，葛根退热生津止渴。又想起自己昨日吃的烧烤，决定去泡点桔梗甘草水喝。

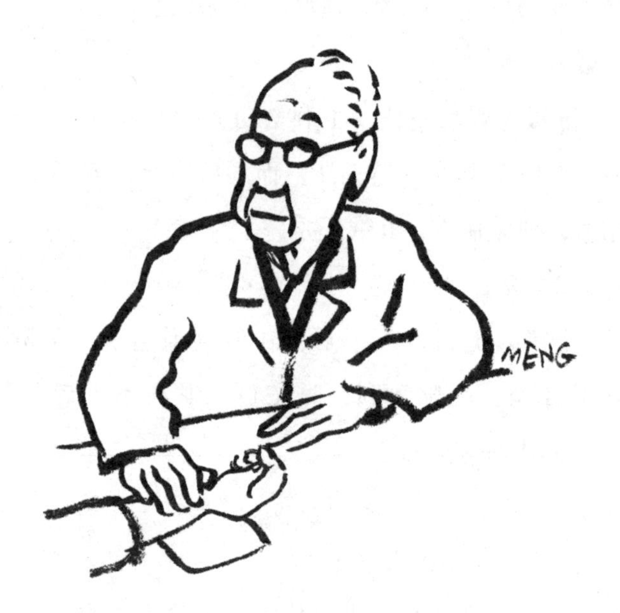
MENG

牙

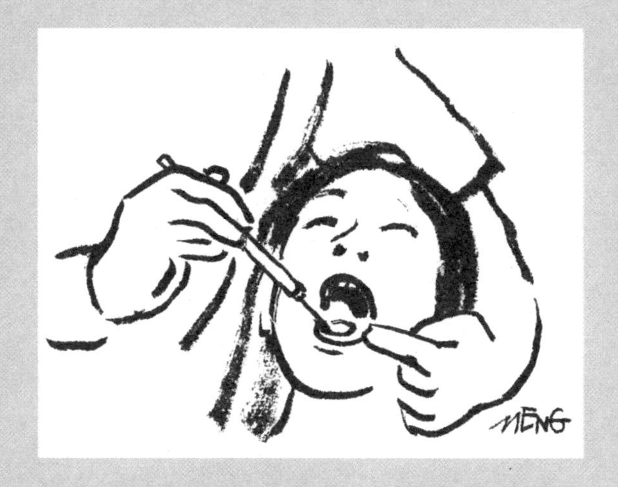

未学中医前，我常年被牙齿问题困扰。实践证明，中医可以治疗大部分牙痛疾病，哪怕是蛀牙、牙髓腐烂这种情况，也可优先考虑中医治疗。

天色垂暮。

我们学友几人品尝着陈友江医生团队种植研发的胚芽期前三天采摘的赤色鲜灵芝现煮茶。

《神农本草经》[1]：

“赤芝，味苦，平。主胸中结，益心气，补中，增智慧不忘。久服轻身不老，延年神仙。”

此赤色鲜灵芝在灵芝产生孢子的胚芽期前三天采摘。此时采摘的灵芝，所包含灵芝酸、多糖等有效营养成分最为丰富，保健和治疗功效最佳。

---

① 《神农本草经》又称《本草经》或《本经》，托名“神农”所作，实成书于汉代，是中医四大经典著作之一，是现存最早的中药学著作。《神农本草经》全书分三卷，载药365种，以三品分类法，分上、中、下三品，文字简练古朴，成为中药理论精髓。《神农本草经》记载了365种药物的疗效，多数真实可靠，至今仍是临床常用药；它提出了辨证用药的思想，所论药物适应病症能达170多种，对用药剂量、时间等都有具体规定，这也对中药学的发展起到了奠基作用。

为我倒茶时，龙医生有些疑惑地看着我的脸："陈师兄，你左右面部不太对称，是不是被风吹到了？"

医生和警察一样，有高度的职业洞察力，警察会思考你是不是坏人，医生会判断你是不是病人。

龙医生治疗过很多面瘫疾病，对脸部的细微变化能清晰觉察。

面瘫，即面神经麻痹，症状为面部板滞、麻木、瘫痪，不能皱眉、露齿、鼓颊等动作；口角向健康一侧歪斜、露睛流泪、额纹消失、患侧鼻唇沟变浅或消失。

少数病人初起时有耳后、耳下及面部疼痛。严重者可出现患侧舌前三分之二味觉减退或消失，听觉过敏等。

夏季贪凉，对脸吹空调风扇导致中风、气血不和、经络阻滞的面瘫病人十分常见，很多面瘫的患者在龙医生的针灸下恢复健康。

我明白龙医生为什么怀疑我面瘫。

从进门开始，我一直用舌头试探着上颚左边的智齿，想来我的脸定是歪向一边的。

在中医学友面前如此，我也有几分尴尬。

几天前吃饭咬到硬物，我的智齿裂了一块，牙体松动却又不脱落，让我忍不住用舌头试探松动的牙齿，以确定松动牙齿是否脱落。

未学中医前，我常年被牙齿问题困扰。

在牙医的建议下，我拔了三颗牙，做了四枚牙齿的根管治疗。

牙疼、拍片、打孔、磨去牙髓、上药、封口，两周后，再钻孔、清洁、放根管、填缝、打磨抛光，这些流程我烂熟于心。

疼痛让我长了记性，然而我却只能不断地往口腔医院跑，无奈地看着自己的牙齿被人工材料替代。

牙髓根管治疗，又称根管治疗术，是牙科专家认为治疗牙髓发炎最有效的方法。

但我认为，某种程度上，这种把牙齿当作一个机械器件一样钻孔、填胶、打磨和抛光的治疗，本身就是对牙齿不可逆的破坏性治疗。

在葛森博士（德裔）所著的《救命圣经·葛森疗法》里，发表了关于根管治疗后遗症相关调查："牙齿根管治疗的空洞可能会被细菌污染；汞合金牙齿填充物则会致癌。"

牙痛，极为难忍，人们大多到口腔医院或牙科诊所求治。

其实，中医也可以通过辨证论治解决大部分牙齿问题。

半年前，我在上海参加部门月度会议时，同部门的一位上海同事牙疼得厉害，打算会议结束后，立即去口腔医院做根管治疗，以缓解疼痛。

在我的劝说下，他决定先找中医试试。

一个月后，我们再见面，他见到我时面露喜色，说在我的建议下，看中医服了一周的中药，加上清淡饮食、早睡、每天早中晚用漱口水漱口，牙竟然不疼了。

“谢谢你帮我保住我的牙，还是自己的牙齿好用。”他半开玩笑地跟我说。

我也笑了，当年怎么就没有懂中医的人来给我建议呢？我的四颗牙啊！

根管治疗并没有错误，但这应该是最后的手段，无其他选择下的举措。

实践证明，中医可以治疗大部分牙痛疾病，哪怕是蛀牙、牙髓腐烂这种情况，也可优先考虑中医治疗。

中医把牙痛划分为胃火牙痛，风火牙痛、虚火牙痛和虫牙型牙痛。

《四圣心源》[①]：

“牙痛者，足阳明之病也。手阳明之经，起于手之次指，上颈贯颊而入下齿。足阳明之经，起于鼻之交頞，下循鼻外而入上齿。”

胃火牙痛，症见牙齿痛甚，或出脓渗血，牵及颌面疼痛、头痛、喜冷食、口渴、口臭、大便秘结、舌红苔黄、脉滑数，可用玉女煎、清胃散、白虎汤等。

风火牙痛，症见牙龈红肿疼痛，遇冷则痛减，遇风、热则痛甚，或有发热、恶寒、口渴、舌红、苔白干、脉浮数，可用清瘟败毒散等。

虚火牙痛，虚火即为肾阴虚或阳虚引起龙雷之火上奔，症见牙齿隐隐微痛，牙龈微红、微肿，久则牙龈萎缩、牙齿松动；伴有心烦失眠、眩晕、舌红嫩、脉细数，可用金匮肾气丸、知柏地黄丸等。

3年前，我7岁的女儿牙疼，在口腔医院做护士的女儿同学的母亲知道后，便热心地主动带我们去口腔医

---

① 《四圣心源》是清代黄元御撰写于1753年的医书，又名《医圣心源》。作者将黄帝、岐伯、秦越人、张仲景视为医中四圣。本书阐发《内经》《难经》《伤寒论》《金匮要略》诸书蕴义，卷一天人解，卷二六气解，卷三脉法解，卷四劳伤解，卷五至卷七杂病解，卷八七窍解，卷九疮疡解，卷十妇人解，是一部包括中医基本理论和部分临床医学的综合性著作。

院检查。

女儿被安排拍了X线片，口腔科医生看后，建议女儿马上做根管治疗。

女儿同学的母亲也在旁边鼓励我们说："我儿子因为牙痛，也做了三颗牙齿的根管治疗，很安全，做完就不疼了。"

但我很清楚根管治疗的破坏性。

我谢过女儿同学的母亲和医生后，带女儿回了家。

路上，我对女儿说："女儿不哭，做这个手术对牙齿不好，我们不做了。只要以后你乖乖刷牙，不要吃那么多糖，很快就不疼了。"

回家后，我根据所学为女儿开了清热但不伤正气的"竹叶石膏汤"，竹叶、石膏去阳明胃热，人参、麦冬补气养阴生津，半夏、甘草、粳米祛痰和脾养胃，整方清热补虚，相得益彰，适合小朋友服用。

《伤寒论·辨阴阳易瘥后劳复病脉证并治》：

"伤寒解后，虚羸少气，气逆欲吐，竹叶石膏汤主之。"

竹叶石膏汤方：

竹叶二把　石膏一斤　半夏半升（洗）　麦门冬一升（去心）　人参三两　甘草二两（炙）　粳米半升

上七味，以水一斗，煮取六升，去滓，内粳米，煮米熟，汤成，去米，温服一升，日三服。

我认为，女儿刚感冒康复不久，身体还没有完全恢复，虚而化热，同时胃口也不好，表现和竹叶石膏汤证条文非常契合，就用了该方。

果然，女儿服药两天后牙就不疼了。我要求她戒冷饮，少吃糖，多喝水，勤刷牙，直到现在也没再复发。

但后来，我一直在思考：6岁孩子，被建议做牙齿根管治疗，真的合适吗？对牙齿的正常发育确实有利吗？

我一直惦念着那位在6岁前就给三颗牙齿做根管治疗的小朋友，他的牙现在可还好吗？

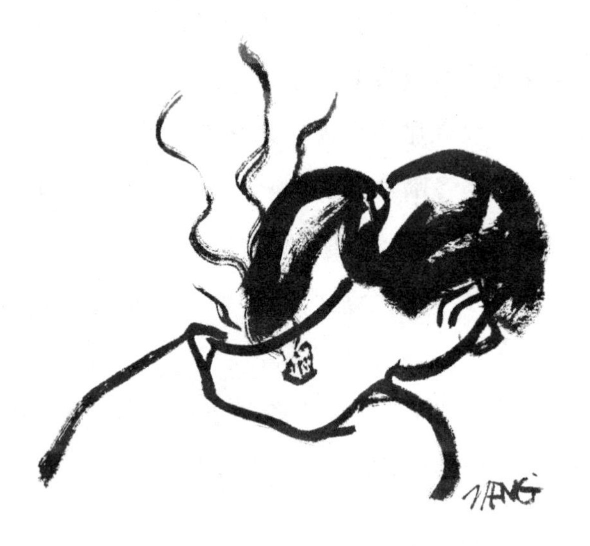

亲爱的，谢谢你

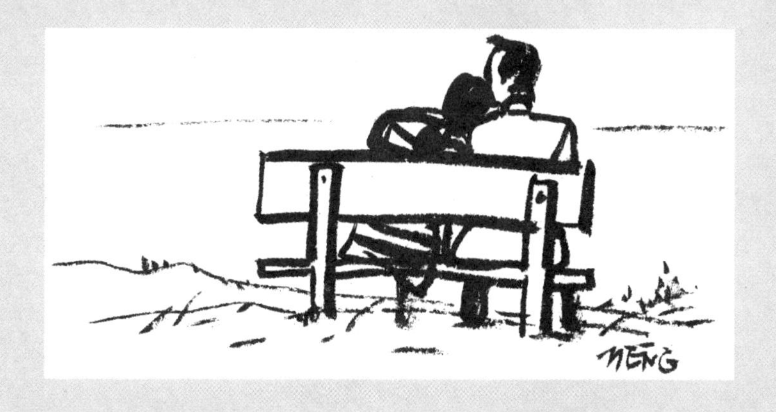

我用三剂经方治好了妻子的身体不适，妻子感受到中医的“神奇”，也开始信服我的医术。

5 月 15 日，清晨 7 时，天微亮。

妻子被闹钟唤醒，到给孩子煮早餐的时辰了。

她走出卧室，来到我身边说：“老公，我可能因为吹了空调，现在觉得腰酸背疼，浑身上下都不舒服，又怕冷，烦躁整夜都没睡好，喉咙发干，好像感冒了。”

我让她伸出舌头，一边给她望舌诊、切脉，一边对她说：“我给你开方。”

她迟疑地看了我一眼，说：“找师父开吧？”

我说，很简单的事情，我能解决的，不必麻烦师父了。

她犹豫了片刻，方才答应我给她开方子。

妻子相信中医，喜欢艾灸，或许是有师父这个靠山在吧，她不太相信我的医术，总是笑我还没学到家。

脉浮、恶寒、身痛、头晕、腰重、无汗、舌紫淡、苔黄厚腻，舌下络脉见瘀，咽喉感觉不适，昨夜烦躁难入睡，例假推迟，此为风寒外袭化热，加之素有阳虚、血瘀，我辨证为太阳伤寒兼阳虚、血瘀证。

急则治标。“得先把感冒解决了”，我说。

《伤寒论》第38条：

“太阳中风，脉浮紧，发热恶寒，身疼痛，不汗出而烦躁者，大青龙汤主之。”

大青龙汤方：

麻黄六两（去节） 桂枝二两（去皮） 甘草二两（炙） 杏仁四十个（去皮尖） 生姜三两（切） 大枣十二枚（掰） 石膏如鸡子大（碎）

上七味，以水九升，先煮麻黄，减二升，去上沫，内诸药，煮取三升，去滓，温服一升，取微似汗，汗出多者，温粉扑之。一服汗者，停后服。汗多亡阳，遂虚，恶风烦躁，不得眠也。

之所以马上想到大青龙汤，是因为妻子恶寒、身痛、舌黄咽痛、无汗而烦躁，完全一派大青龙汤证迹象。

我随即拟“大青龙汤”一剂，又拟“小柴胡汤”三剂，计划于“大青龙汤”发汗后以善后。我将药方发给熟悉的药店，嘱托帮忙煎好，加急快递送到家里。

药晚上才能送到，我先给妻子冲了五包小柴胡冲剂喝下。

我一边收拾行李，一边对她说："中午你再喝五包小柴胡冲剂，等代煎药送到再改喝大青龙汤。我已经让药房标记汤药的名称了，分别是'大青龙汤'和'小柴胡汤'。收到药后第一时间和我联系，我会告诉你怎么喝。我周五才能回来，你要照顾好自己，有什么情况随时打电话跟我说。"

嘱咐好妻子，我便出门了，去赶中午的飞机到上海参加会议。

在飞机上不能使用手机，不能联系她的几个小时里，我担心着她的身体。

降落在上海浦东机场的那一刻，我打电话给她，问："喝小柴胡冲剂后出汗了吗？有没有好些了？"

她说，没出汗，却感觉越来越难受了。

我眉头皱得更深，只能安慰她说，等晚上的药吧。

晚上七点多，她发信息说，快递终于送药来了，问我怎样喝。

我立即回复她："喝一包'大青龙汤'，出汗了就告诉我。不出汗就喝点热粥盖被子把汗捂出来。记得，出汗了就不要喝另外一包！这很重要！”

《伤寒论》大青龙汤条文：

“温服一升，取微似汗，汗出多者，温粉扑之。一服汗者，停后服。汗多亡阳……”

妻子说：“清楚了。”

在我的催促下，她喝了药，和我说着今天女儿的功课，晚上的菜肴，又问我出差情况如何……聊了一会儿，她说要去检查女儿作业，挂了电话。

但我仍旧惦念着。

晚上九点左右，妻子来电说她出汗了，正在客厅沙发休息。我松了一口气，叮嘱她好好歇着。

16日早晨，估摸着这个时候妻子已醒，我打电话询问情况。

她说，昨晚出了一夜的汗，特别是头部和身上出汗较多，身重减轻，好很多了，但感觉口干口苦。

我想到《伤寒论》第263条：

“少阳之为病，口苦，咽干，目眩也。”

看来病已开始由太阳转少阳了，我让她即刻服下小柴胡汤。

挂上电话，我开始担心起她说的“出了一夜的汗”，到底是怎么样的情况？

我不在身边，也不太确定她描述的是否为汗漏不止，加上她本来阳气不足，我心里又乱起来，甚至有些埋怨自己，为何妻子生病，我却不能在她身边陪伴、照顾呢？

《伤寒论》第20条：

“太阳病，发汗，遂漏不止，其人恶风，小便难，四肢微急，难以屈伸者，桂枝加附子汤主之。”

想着想着，我赶紧又拟方“桂枝加附子汤”合“桃红四物汤”三剂，拜托药店代煎。以桂枝汤调和营卫，附子助阳敛汗，桃红四物汤补血活血以解决瘀血的问题。

晚上，我在电话里问妻子喝“小柴胡汤”后是否感觉好些。

或许是我的语气太过着急，妻子笑着说她没那么羸弱，是我太过担心了。口干和口苦情况已经没有了，汗也少了，不怎么头晕了，轻快很多，但还有些怕冷。

我交代她晚上不要再喝“小柴胡汤”了，改喝晚上寄来的“桂枝加附子汤”。

五月十七日早晨，她打电话过来，笑吟吟地说：“我病好了，昨晚喝了‘桂枝加附子汤’，不出汗了，例假也来了。”

简言之，她的受凉感冒和例假推迟，在我根据病情变化开出的三剂不同的经方下，在两天内，痊愈了。

治疗过程中我先是用大青龙汤来解决她的太阳伤寒束表和里热，发汗后身重减轻，但出现口干口苦，说明病位转为少阳，我再予以小柴胡汤和解少阳，再后来我担心因为大青龙汤发汗过多，又予以桂枝加附子汤调和营卫，扶阳固表善后，并根据血瘀和月经迟来的症状加上桃红四物汤进行治疗。

这次治疗妻子的外感病，如同用兵打仗，尽管她病情起伏变化，但幸而辨证及时，用方大胆，故此疗效显著。

正如清代著名医家吴鞠通在《温病条辨·杂说治病法论》中所言："治外感如将。""兵贵神速，机圆法活，去邪务尽，善后务细，盖早平一日，则人少受一日之害。"

妻子因这次感冒，切身体会到了中医治外感病的神速，她对我的医术也逐渐信服，因此，在爱人面前，我也有了些小小的成就感。

我计划趁热打铁，给妻子好好调理身体，以"防己茯苓汤"祛湿，"温经汤"调经，把她血瘀痰瘀阳虚等问题彻底解决。

由此我也更加相信，治疗疾病过程中，“观其脉证，知犯何逆，随证治之”，是仲景传授给我们诊疗疾病的精髓。

晚上八点，在上海浦东机场排队准备登机回家时，蓦然看到手机屏幕上的消息：“亲爱的，谢谢你”。

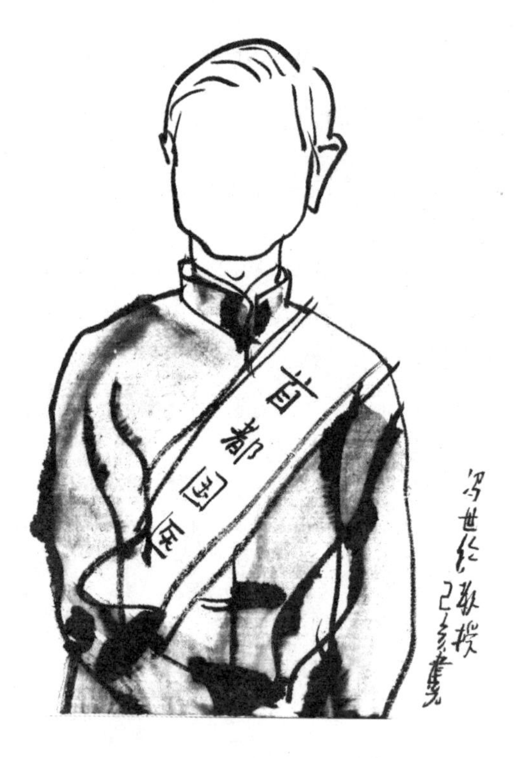
首都国民
写世纪教授
己亥

百病皆生于气

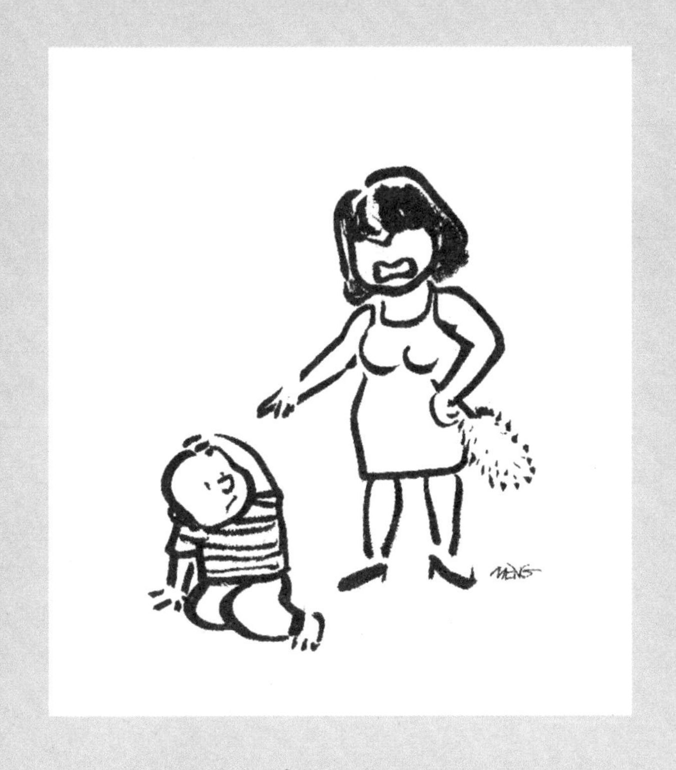

百病皆生于气，骂的是别人，气的是自己。

刘阿姨，年近七十，常打电话和母亲聊家常。

前些时候她病了，母亲问她原因，刘阿姨只说：“人不能生气，一生气就郁闷，郁闷对身体不好。”

刘阿姨性格独立，一辈子要强，年轻时从单位辞职出来，在广州开过酒楼，做过一些不同的买卖，后来还和人合伙办过培训机构，年龄很大时才嫁人。

她过去经常和丈夫吵架，也时常生孩子的气，因此身体一直不怎么好。

刘阿姨感慨地说，“百病皆生于气”，骂的是别人，气的是自己。

这话不无道理，但有时候需要用一辈子去读懂。已届古稀之年的刘阿姨吃过很多教训，方才这般感叹。

身体是个很微妙的整体，如果你善待它，它也会对你好，如果你和它生气，它必然会给你制造障碍。

中医认为，“生气”会引起包括尿液、汗液和体液在内的津液异常。

身体机能可能会因为你的生气而罢工，使津液“流”到不应该去的部位。

部分津液可能会变成痰饮，因气堵在某个地方，凝聚在身体某个部位，变成西医理解的“脂肪瘤”“子宫肌瘤”“乳腺结节”“甲状腺结节”。最后甚至可能演化为肿瘤，发生恶性异变。

上周，我和一位同事同车回家，听到他妻子在电话里激烈地和他讨论甲状腺肿大的治疗问题。

等他挂上电话后，我问他：“你太太是不是爱发脾气啊？”

同事说：“你怎么知道的？她脾气不好，又是个工作狂，工作压力很大，再加上孩子小，家里琐碎的事情很多，很容易就烦躁发脾气。”

我告诉同事，他妻子的甲状腺肿大，与她的情绪有直接的关系。事实上，绝大部分疾病跟发脾气都有关联。

《灵枢·五变》：

“其心刚，刚则多怒，怒则气上逆，胸中蓄积，血气逆留，皮充肌，血脉不行，转而为热，热则消肌肤，故为消瘅。”

现代医学研究也证明，生气会给身体带来全方位的伤害。

生气会让大脑兴奋与抑制的节律被破坏，加快脑细胞衰老。

生气会让心跳加快，心脏收缩力增强，大量血液冲向大脑和面部，使供应心脏的血液减少而造成心肌缺氧；心脏为了供应足够的氧气，只能加倍工作，从而引起心律不齐。

生气时机体会分泌儿茶酚胺，使血糖升高，脂肪分解加强，血液和肝细胞内的游离脂肪酸增加，演化成脂肪肝。

愤怒的情绪会使胃肠中的血流量减少，蠕动减慢，食欲变差，严重时会导致胃溃疡。

美国曾对5000名脸上长斑的女性进行观察研究。研究发现，当她们生气时，任何药物对色斑的治疗都不明显，但保持心情气和，色斑就会消退。

老同事文姐，会计师，过去常抱怨她的各种病痛。

退休后她积极参加教会活动，闲暇时和家人去各地旅行，没有工作压力，心情也愉快。

经复查，她一直担心的多发性肝囊肿消失了。可见缓解压力和积极情绪给文姐的身心健康有多大的正面影响。

不久前，去探望叔婆，我们聊起叔公十几年前脑出血中风的事情。

叔婆告诉我，当年叔公中风、脑出血，是因为和邻居吵架。

对方破口大骂，叔公气得喘不上气，突然半身麻痹，眩晕，语言难出，家属送到卫生院后已昏迷不醒，卫生院派车直接送到农垦医院，手术开颅取栓，不久后便走了。

俗话说“气大伤身”，生气不过是拿别人的过错来惩罚自己罢了。其实情绪是可调控的，只是很多人难以在盛怒之下仍尝试平复心绪。

常有患者带着焦虑的情绪来中医科求助，我们也会给予安慰及建议。

《理瀹骈文》[1]：

“七情之病也，看花解闷，听曲消愁，有胜于服药

① 《理瀹骈文》，外治法专著，又名《外治医说》，清代吴师机著。初刊于同治四年(1865 年)。此书详列古今医家外治之法并结合个人外治经验。初名《外治医说》，后改今名。作者据《子华子》一书所说“医者理也，药者瀹也。”用骈体文叙述以便学者记诵而注方于下，故以《理瀹骈文》为书名。

者也。”

《医方考·情志门》[1]：“情志过极，非药可愈，须以情胜。”

“和家人一起去旅行散散心”“去公园唱歌跳舞”“和朋友聚会”“找些爱好的事情做”……这是师父时常跟患者重复的医嘱。

心病还需心药医，有些病仅靠药物是无法解决的。

正所谓，药疗不如食疗，食疗不如心疗。

生活中要心怀感恩与宽容，不争、不妒、不羡怨、不傲不卑、不生气，保持心情愉悦，身体才会更加健康。

诚如《素问·举痛论》中言：

“余知百病生于气也，怒则气上，喜则气缓，悲则气消，恐则气下，寒则气收，炅则气泄，惊则气乱，劳则气耗，思则气结。九气不同，何病之生？”

---

① 《医方考》，6卷，明代医家吴昆编著。为历史上第一部方论专著，收集历代常用方700余首，按病症分为中风、伤寒、感冒、暑湿、瘟疫等44类，每类下集同类方若干首，揆之于经，酌以己见，订之于证，发其微义，对各方阐明其组成、方义、功用及药物配伍。全书选方精确，论理清楚，是学习方剂学的重要参考书。

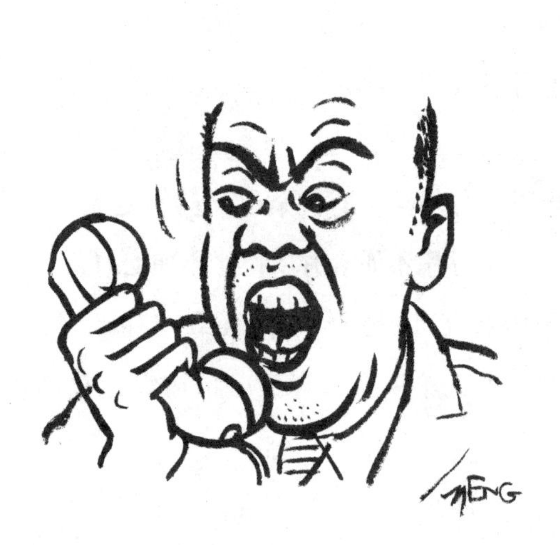
MENG

迟早要还的

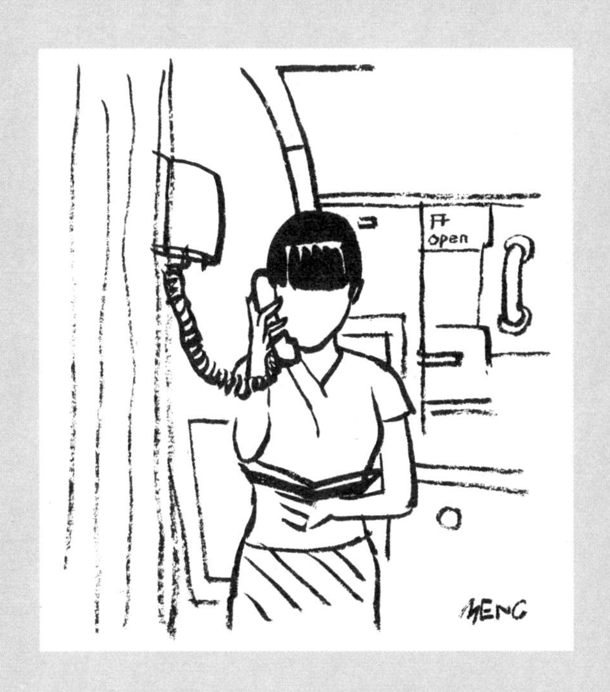

在飞往广州的航班上，我用自己有限的医学知识帮一名突发急症的旅客度过难关。

初秋，从上海飞往广州的航班上。

忽然听到乘务员广播着：“各位旅客，机上有一名旅客身体不适，机上如有医生请前来救助，谢谢！”

我立刻放下手中的《胡希恕伤寒论讲座》，在乘务员的指引下来到患者面前。

患者是个身材瘦弱的女孩子，二十来岁的模样，杭州人，和女同伴从宁波来，计划到越南芽庄旅行，出行前的一夜唱歌醉酒、通宵达旦。

她神情痛苦，呼吸急促，心悸，胸闷胸痛，脸色苍白，脉数。

在我去之前，乘务员已给她戴上了飞机上救生用的氧气袋，旁边热心旅客也在教她深呼吸并宽慰她。

《针灸资生经·心痛》[1]：

---

① 《针灸资生经》，针灸专著，7卷。宋王叔权撰，刊于嘉定十三年（1220年）。

“凡心实者则心中暴痛，虚则心烦惕然不能动，失智，内关主之。”

《千金翼方·心病》[1] 亦：

“心痛，灸两虎口白肉际七壮。”

我蹲下来安抚她，并立刻按压她左手内关穴和合谷穴进行急救，同时指导她右边旅客帮忙按压她右手穴位。大概按压5分钟左右，她的痛苦开始缓解，心跳逐渐平复，喘息着向我表示感谢。

她在之后的飞行旅程里，胸痛、心悸、心慌时好时坏。

我一边鼓励她坚强镇定，让她保持深呼吸，一边继续按压她的内关、合谷穴以缓解心悸。

我和右边旅客一直陪伴着她，直到飞机降落在广州，急救医务人员把她接走。

三天后，南方航空公司来电向我对旅客的救助表示感谢，并邀请我成为“南航机上医疗志愿者”。

---

① 《千金翼方》，唐代医学家孙思邈撰，约成书于永淳二年(682)。作者集晚年近三十年之经验，以补早期巨著《千金要方》之不足，故名翼方。孙思邈认为生命的价值贵于千金，而一个处方能救人于危殆，以千金来命名此书极为恰当。

从上海回来后的一天，我和家人正吃着晚饭。

陈环同学突然来电，说阮同学的儿子被送进了中山大学附属第三医院 CCU 病房抢救。

阮同学过去和我几乎没有联系，陈环同学知道我在中山三院中医科跟诊学习，主动联系我，希望我前往探望，提供帮助。

我接到电话，立刻放下碗筷，打车前往医院，快步走向住院楼乘坐电梯直达 11 层的 CCU 病房。

CCU 病房，又叫作冠心病监护病房，是 ICU（重症加强护理病房）中的一种，被送进 ICU 或 CCU 的病人都是危重病人，病房设有中心监护站，每个病床位间用玻璃或布帘相隔，还配有床边监护仪、中心监护仪、多功能呼吸治疗机、麻醉机、心电图机、除颤仪、起搏器、输液泵、微量注射器、气管插管及气管切开所需急救器材。

我到达 CCU 病房时，阮同学和家人都守在病房门口，不知所措，见我到来，如同见到救星般向我哭诉着儿子的入院过程。

阮同学的儿子 22 岁，未婚，在广州从事房地产中介工作，和女友租房同住，入院时女友在身旁陪伴。

入院前三天他便偶尔感到气短、心悸、胸闷，但不怎么在意。

第三天胸痛且逐渐加剧难忍，被同事送到中山三院急诊，急诊科直接把他送进了CCU病房，从入院到CCU不到三十分钟，情况非常危急。

家属接到通知第二天后陆续赶到，但医生对患者病情没有做太多的阐述，只是简单解说病人情况危险，吩咐大家等待消息。

因为不了解儿子的入院过程，阮同学彷徨无助，期望通过各种渠道打听儿子最新情况。

我稍安抚阮同学情绪后，向值班医生申请后，探望了患者。

主管医生说病人入院时心肌梗塞情况非常严重，CCU科第一时间为病人做了溶栓手术，现在还没有度过危险期，情况还不明朗，让家属先耐心等待。

医生最后补充说：患者创下了中山三院心梗的最小年龄记录。

心梗，还是最小年龄记录！

我不由得想起三天前在飞机上急救的女孩，如今的年轻人身体都这么脆弱吗？

心梗，是现代医学的病名，也称急性心肌梗死，是冠状动脉急性、持续性缺血缺氧所引起的心肌坏死，可引发心律失常、休克或心力衰竭等并发症，常危及生命。

心梗多发于中老年人，患者多患有高血压、糖尿病、血脂紊乱、冠心病等病症。

近年来，心梗患者首发年龄逐渐年轻化，和老年人相比，年轻人发生心肌梗死通常起病急骤，症状凶险，多无先兆不适而突然发病，易出现致死性心律失常，早期猝死率高。

心梗前兆一定伴有心悸。

《金匮要略·血痹虚劳病》中云：

“面色薄者，主渴及亡血，卒喘悸，脉浮。”

“虚劳里急，悸，衄，腹中痛，梦失精，四肢酸疼，手足烦热，咽干口燥。”

《素问·举痛论篇》：

“惊则心无所倚，神无所归，虑无所定，故气乱矣。”

《金匮要略》里提到的“悸”即“心悸”，通常是因外感或内伤，致气血阴阳亏虚，心失所养；或痰饮瘀血阻滞，心脉不畅，引起以心中急剧跳动，惊慌不安，甚则不能自主为主要临床表现的一种心脏常见病证。

半个月后，患者出院，CCU 病区主任反复询问患者的母亲：

“他才 22 岁啊，怎么就会心梗了，他生活方式很不健康吗？”

患者的女朋友说，患者担任销售工作，业绩与收入挂钩，平日里工作压力大，三餐不定时，应酬多，抽烟喝酒和宵夜是常事，又常熬夜打游戏，身子慢慢变得更为虚弱。

这就对了。

《素问·上古天真论》：

“今时之人不然也，以酒为浆，以妄为常，醉以入房，以欲竭其精，以耗散其真，不知持满，不时御神，务快其心，逆于生乐，起居无节……”

年轻人生活不规律，体力劳动减少，饮酒、吸烟过多，尼古丁引起血压升高、心率增快、心肌耗氧量增加；且饮食无节，大量血液向胃肠回流，加重了心脏负担；熬夜、过度劳累导致冠状动脉痉挛；生活节奏快，压力过大，导致血管收缩、心跳加快、血压上升，交感神经兴奋，都可能引发心梗。

身体负担不断加重，防护机制失衡，疾病就来了。

年轻人身体机能好，短时间内受得住折腾，但身子受罪，迟早要还的。

改变

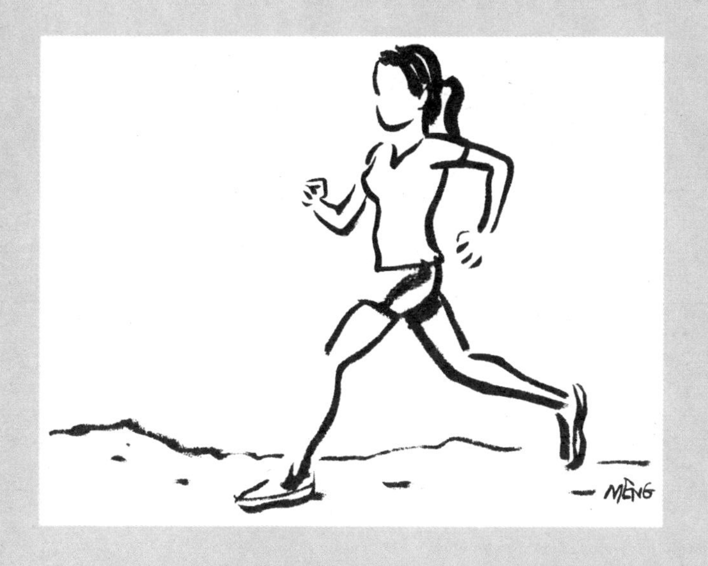

一位姓连的旧同事，家在昆明，因体检发现“三高”，便坚持每日在滇池边跑步。两年后，他成为一名业余马拉松选手……

上午，同事神色慌张地把他的体检报告给我看。

报告显示血清尿酸519.47μmol/L（正常范围：210～430μmol/L），血清谷丙转氨酶75.5IU/L(正常范围：0～40U/L)。

“都超标了。”他紧张地说着，决定马上到医院做进一步的肝功能检查。

医院的肝功能检查排除了乙肝、肝硬化等疾病，但尿酸和转氨酶的超标给他敲响了警钟。于是，为了健康，同事开始每天早晨到公园跑步，戒除高嘌呤和高胆固醇的食物，晚上以水果杂粮代餐。

在我的生活圈子里，有好几位朋友和他经历相似，体检后发现尿酸升高，方才意识到养生的重要，改变生活习惯，开始运动和控制饮食。

一位姓连的老同事，家在昆明，因体检发现“三高”，便坚持每日在滇池边跑步。两年后，他成为一名业余马拉松选手，着实令人敬佩。

当然，并非每个人都如此自律。

古希腊哲学家亚里士多德在《行而上学》中写道，生命的本质在于“追求快乐，逃避痛苦”。

大部分人生活较为安逸散漫，而这种状态下的不自律就宛如剧毒的蜜糖，沉溺其中，即为慢性自杀。

我常跟患者说，戒烟少酒、早睡不熬夜、少吃肥腻食物。

但大多数人很难做到，他们抱着侥幸心理，随意敷衍了事。

其实，熬夜的人都知道熬夜伤身，但却总是不肯放下手机，抽烟的人都知道抽烟不好，但抽烟仍不能停止。

有些患者最后得了肺病，躺在病床上才把烟戒掉，戒烟后的个别患者还会偷偷地抽，直到生命结束。

我常想，为什么改变生活习惯这么难？

事实上，大部分人是希望改变的，只是自制力不够，改变的想法在脑海中，只喊口号，不付诸行动。

或许，仍未真正触动到那一界限吧，只要不迫在眉睫，不危在旦夕，很多人是不愿做出改变的。

邻居孙伯，痛风，今年 67 岁，退休无事，每天喝大约一斤自酿米酒，喜吃生鱼片，还常自己用高度酒自制生醉虾下酒，近日经我介绍来中医科求治。

初诊时，孙伯神情痛苦、体胖、腹胀、喜汗出、脉沉紧、舌淡苔红，舌下络脉有瘀，手脚关节红肿疼痛不能完全伸张。诊断为痛风。

痛风，属“历节病”。

《金匮要略·中风历节病脉证并治五》：

“风血相搏，即疼痛如掣。盛人脉涩小，短气，自汗出，历节疼，不可屈伸，此皆饮酒汗出当风所致。诸肢节疼痛，身体尪羸，脚肿如脱，头眩短气，温温欲吐，桂枝芍药知母汤主之。”

《伤寒论》第175条：

“风湿相搏，骨节疼烦，掣痛，不得伸屈，近之则痛剧，汗出短气，小便不利，恶风不欲去衣，或身微肿者，甘草附子汤主之。”

现代医学研究认为，痛风是一种单钠尿酸盐沉积所致的晶体相关性关节病，与嘌呤代谢紊乱或尿酸排泄减少所致的高尿酸血症直接相关，属代谢性风湿病范畴。

我跟孙伯说：“要想不再痛，首先要戒酒，还要戒海鲜鱼虾和高嘌呤食物。您的痛风是饮食不当和饮酒过度造成的。您每天喝的那一斤白酒和以海鲜为主的下酒菜，是引发您痛风的直接原因。”

研究显示，过量酒精摄入会刺激人体合成乳酸，乳酸竞争性会抑制肾小管尿酸排泌。酒精还可通过增加单磷酸腺苷，从而促进尿酸生成。某些酒类，特别是发酵型饮品如啤酒，在其发酵过程中产生大量嘌呤，会促进痛风的发生。

饮酒的同时，如常伴随高嘌呤食物的摄入，会更增加发生痛风的风险。

一周后，孙伯复诊，和一周前判若两人，健谈且神清气爽，说喝了一周师父开的中药后就不怎么痛了。不痛了，人就显得轻松多了。

问诊时，我问孙伯说：“酒和海鲜戒了吗？”

面对我的追问，老人家应承地支吾说：“快过年了，过完年就戒。”

“过完年就戒”，一个很有代表性的回答。

好了伤疤忘了疼，孙伯为好酒之人，看来他还是不愿错过春节时的好酒好菜。

春节过后，孙伯饮食习惯依旧，每当家人劝说，他便不耐烦地应几声，只说明天就改，明天就改。

而今，他仍被病痛折磨。

卧血归肝

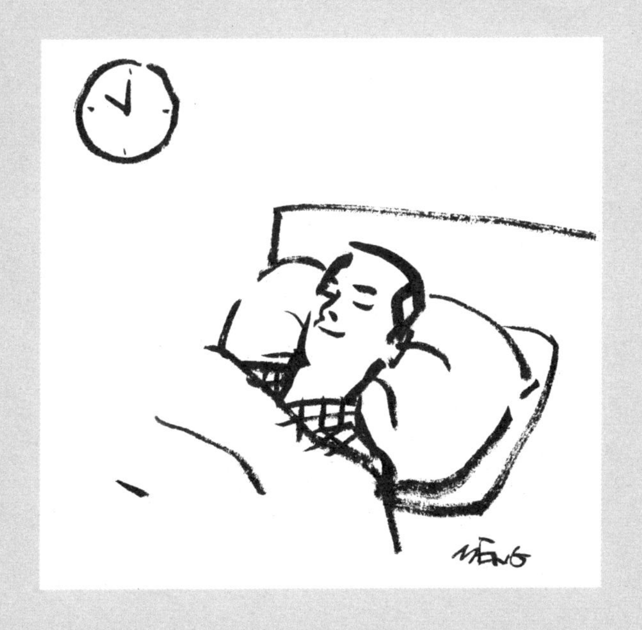

“卧床休息”是师父对患者经常说的医嘱。

临近下班时，诊室来了一位58岁的女性患者。

患者退休前做会计工作，工作压力大，常熬夜，失眠，十余年来只能依靠安眠药入睡。

诉说病情时，她神色憔悴，面容沮丧。失眠让她觉得生活失去意义，经朋友劝说，她决定尝试中医治疗。

中医科里，每天前来求治失眠的患者很多，在退休的会计师进来之前，师父才刚刚诊治完一位失眠患者。患者亦为女性，36岁，是企业高管，工作忙碌，为了工作常常熬到凌晨才休息。

她说，女人在职场上太辛苦了，不拼点不行，不达成目标不行。说这句话时，她的手机上各种消息还在响个不停。

白天倦怠乏力，晚上精神焕发，单位体检发现肝功能异常，她不得不前来求治。

这位患者舌红苔少脉弦细、口苦咽干，心烦喜呕且胸胁不适，病已邪入少阳。指甲淡白不平整、无月牙，也显示肝血不足。

师父一边把脉一边问：“你可以早些睡吗，要十点半钟前上床睡觉。”

患者敷衍地回答说：“晚上早睡睡不着。”

来求诊的患者有些是病理性失眠，但很多患者是因主动熬夜而形成的生活习惯，继而发展成病理性失眠，想调整作息也来不及了。

病，是自己折腾出来的。

师父接着说：“睡不着也要卧床休息。”

“卧床休息”是师父对患者经常说的医嘱。

《素问·五藏生成篇》：“人卧则血归于肝。”

现代医学也证明，人卧下时回流肝脏的血液，要比站立时多40%，特别是右侧卧更明显。随着血液进入肝脏，血液中的酶、抗体和白细胞可以更多地参与肝脏的各种生化反应，帮助人体清除病毒，消灭病菌，同时也帮助已经受损的肝细胞修复。

卧躺还能降低肾上腺髓质产生的激素的分泌，更小限度地干扰脑细胞的活动，让身体进入真正休息的状态，身体各项功能将得到恢复，能量也得到补充。

《素问·脏气法时论》言:“肝病者，平旦慧。”

一夜的“卧床”可以为肝病患者换来清晨的片刻安宁。大多数肝脏病患者，早晨的临床症状较之傍晚轻松些便是这一原因。

卧床休息对扶助正气有好处，正所谓“正气存内，邪不可干”。上到肝硬化、肾炎、各种出血性疾病、骨质疏松症、先兆流产，下到普通感冒，卧床休息都有好处；而对于急性病，如晕厥、中风、低血压、低血糖等，也需要先平卧再采取救护措施。

凌晨1:00～3:00是肝经经络气血循行的时间，这段时间若不能卧床休息，肝脏就不能吸纳更多的血液，肝血不能推陈致新，肝不能顺利地藏血代谢。

如果每日凌晨1:00～3:00都难以入睡，甚至在这个时间点里活动，那便要小心了，这也许是肝病发生的前兆。

两千多年前，我国创立了时间医学——子午流注。

子午流注理论认为，人体气血周流出入皆有定时，十二经脉对应着十二时辰，不同经脉中的气血在不同的时辰有盛有衰，根据规律在不同的时间做适宜的事情，才能达到天人合一的境界。

依照子午流注理论，睡眠的最佳时间为亥时至丑时，也就是21点到凌晨3点。

21～23为亥时，属手少阳三焦经循行时间，“三焦通百脉”，此时百脉须做好准备，迎接新的代谢和循环。

23～1点为子时，属足少阳胆经循行时间。足少阳胆经，属半表半里，为气机出入升降的枢纽，故有“少阳为枢”之说。

人体只有在23点前进入睡眠状态，少阳经才能充分发挥枢纽作用。

凌晨1～3点为丑时，足厥阴肝经循行时间。如熬夜，气血难以归肝，影响排毒和造血，人体脏腑得不到气血的补养，五脏就会失衡而致病。

凌晨3～7点的睡眠也很重要。寅时到卯时，是手太阴肺经和手阳明大肠经的循行时间，以补肺气和修复大肠，7点起床后排便、洗漱、吃早餐，迎接美好的新一天。

中午11～13点是手少阴心经循行时间，心脏是人体最累的器官，我们也不要忘记让心脏小息一阵子，为健康充电，哪怕只有15分钟。

身体就像日益损耗的机器，年轻时机器新损耗得起，年龄渐长，机器旧了，损耗到一定程度，病痛忽至，悔之晚矣。

另外，大部分人熬夜并不是因为学习和工作，不过是贪玩手机电脑罢了。面对电子屏幕，不仅会使眼睛干涩刺痛，长此以往还会导致肝血过度消耗。

《黄帝内经》：

“东方青色，入通于肝，开窍于目，藏精于肝。”

《灵枢·五阅五使篇》：

“目者，肝之官也”“久视伤血”。

肝血长期过度消耗，迟早会生出病来。西医学也认为，良好的睡眠有利于避免生活习惯疾病的发生，而熬夜导致人体生物钟紊乱，甚至将进一步导致高血压、糖尿病、抑郁症等疾病发生。

总之，要想身体好，须顺应四时，遵循四季养生之道，更改不良生活习惯，于寻常平淡的细节中寻得健康。

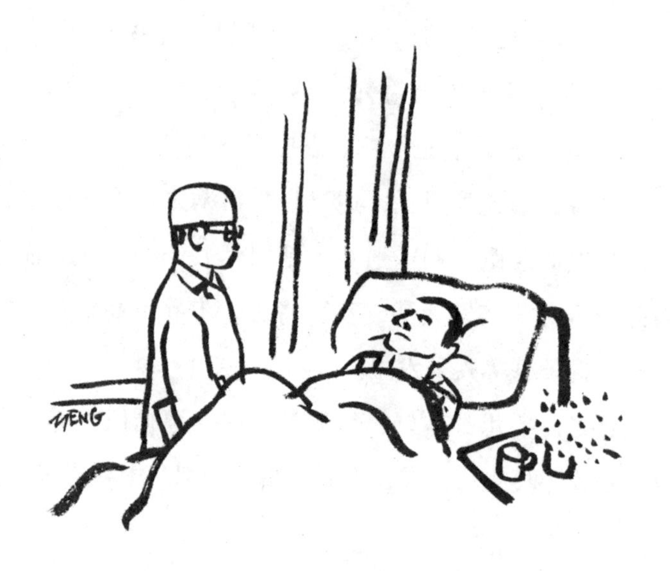

病安从来

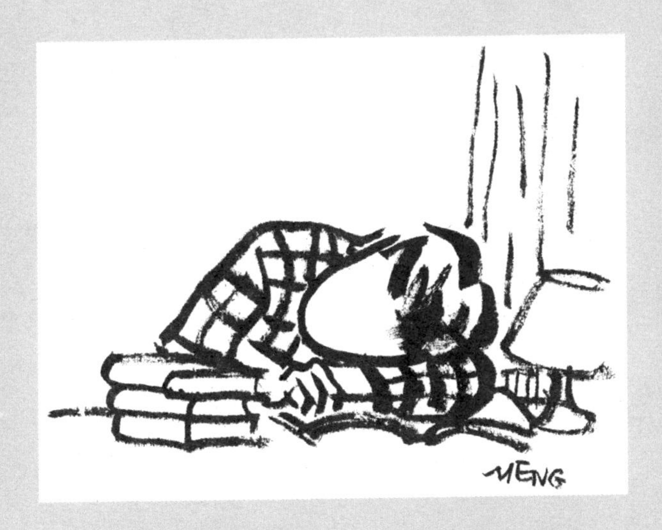

每个人都会生病，生病并不可怕，可怕的是你不知道疾病是从哪里来的，不知道如何恰当应对。

师父最近接诊一例患者。

15 岁男孩，学习成绩突然下降，课堂上注意力不集中。

妈妈带他来求诊，患者面色晦暗偏黄，气血双虚。

师父让妈妈先回避，单独和孩子谈心。师父取得孩子信任后，孩子坦诚主动地说自己频繁自慰，并请求师父不要告诉妈妈。

当下青少年沉溺自慰十分普遍。

现代医学研究发现，频繁自慰会导致精神涣散、疲倦、早泄、失眠、泌尿系统感染、性欲下降、不育不孕等伤害。

中医把这种伤害称为“房劳”。

《血证论·房劳复》[1]：

“血之营运，听命于气，气乃先天肾水之中，一点生阳，静而复动，化生精血。若以房劳伤其精血，则水虚而火发，气动而血升，乌有病之不发乎……”

“若不忌房劳，是自促命期，于医何咎。”

前段时间，分别有两位年轻朋友经熟人介绍，向我咨询中医如何解决早泄问题。

一患者主动说自己每天沉溺于自慰不能自拔，内心充满负罪感和悔恨；另一患者经我主动询问后，也承认有频繁自慰的习惯。

我跟患者说，身体发生问题绝非偶然，而是自身各种坏习惯慢慢把健康消耗掉的。并鼓励他们尽快戒掉这个恶习：

“谁都有过去，戒掉就好。”

患者吴先生，40 岁出头。主诉甲亢两年多，爱发脾

---

① 《血证论》为清代唐宗海（1851—1908）著，成书于 1884 年。唐宗海，字容川，四川彭县人，进士及第，晚清著名医家。缘于其父体弱多病而立志习医，后来，其父患吐血、下血证，照各书施治无效，遂着意探索血证诊治。曾遍览方书，深得《内经》、仲景书之旨，在此基础上，研讨组合方药，“用治血证，十愈八九”，著成“理足方效”的《血证论》，弥补了此前血证理论和临床诊治的空白。

气，还伴有便秘和睡眠不佳等问题。

西医治疗无效，失去信心，放弃治疗后，经人劝说来看中医。

吴先生白天工作时间长且工作琐碎，忙起来连喝水时间都没有，晚上回到家，也不好生休息，而是继续玩手机到凌晨一点多，有时还和朋友去夜场寻欢或应酬。

了解到他的生活后，我说："你这样不健康的生活方式，身体怎么可能不得病呢？若想我们帮你，你必须先改变过去不良的生活习惯，重新制定生活作息计划，必要时，换一份轻松点的工作。"

不久前，章师妹跟我聊到一位通过改变环境来改变身体状况的成功例子。

患者王女士约40岁，公务员，担任科长职务。

在单位体检时发现乳腺癌，她意识到健康的重要性，主动向单位请辞去科长职务，改做普通科员，以留下更多的时间来调养身体，与癌症和平共处。

有人不明白她为何放弃大好前程。

王女士说，身体已不能适应这么高强度的工作了，为什么要撑着呢？过去欠下的，只能现在慢慢来还了。

王女士调整工作强度，改变生活作息，每天保持愉悦的心情，再加上中医为她保驾护航，她目前身体状况非常稳定。

每个人都会生病，生病并不可怕，可怕的是你不知道疾病是从哪里来的，不知道如何恰当应对。

《金匮要略·脏腑经络先后病脉并治》:

“千般灾难，不越三条。

一者，经络受邪入脏腑为内所因也；

二者，四肢九窍血脉相传，壅塞不通，为外皮肤所中也；

三者，房室、金刃、虫兽所伤。以此详之，病由都尽。”

这是说，所有的疾病都离不开三个原因：

一是内因，自身没有控制好“喜、怒、哀、忧、悲、恐、惊”等情绪，异常的情绪波动使经络、脏腑功能受阻，导致气滞血瘀、心智涣散，造成内伤疾病。

二是外因，没有保护好自己，让自然界的风、寒、暑、湿、燥、热（火）侵袭身体，人体营卫虚弱不固，六淫乘虚而入，产生疾病。

三是不内外因，如房室过度耗散身体，或是意外事故、打架斗殴、犯罪牢狱等金刃伤害，还有毒蛇虫兽所伤等。

《金匮要略·脏腑经络先后病脉并治》又云：

“若人能养慎，不令邪风干忤经络，适中经络，未流传脏腑，即医治之，四肢才觉重滞，即导引、吐纳、针灸、膏摩，勿令九窍闭塞；更能无犯王法、禽兽灾伤，房室勿令竭乏，服食节其冷、热、苦、酸、辛、甘，不遗形体有衰，病则无由入其腠理。”

即是说：

如果一个人能注意保养身体，及时发现自己的身体细微变化，不让六淫（风，寒，暑，湿，燥，火）病邪干扰经络正常运行；

或邪气刚侵犯经络还没有深入到五脏六腑，就及时想办法治疗；

或四肢刚感觉有活动不灵敏，就及时用健身气功，调整呼吸，针灸，贴膏药治疗，不要让孔窍闭塞；

更不要触犯法律而受鞭打，避免被动物抓伤，房事有节制，吃饭要规律不要偏嗜冷、热、苦、酸、辛、甘，不让以上致病因素侵扰身体，使机能下降，疾病就很难产生。

诚如《素问·上古天真论》所说：

“夫上古圣人之教下也，皆谓之虚邪贼风，避之有时，恬惔虚无，真气从之，精神内守，病安从来？”

辑三 ◎ 医国归兮

地上
还有很多坠落的木棉花
或被踩踏
或被拾起
或被拾起又丢弃
如同充满期盼四处求医的患者
生命在消散
却进退无路

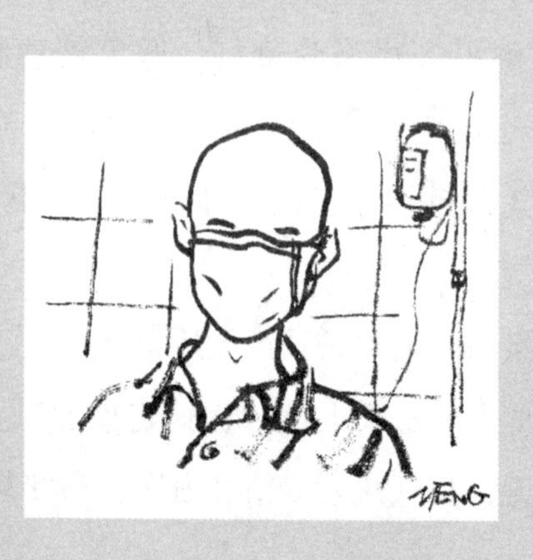

木棉花

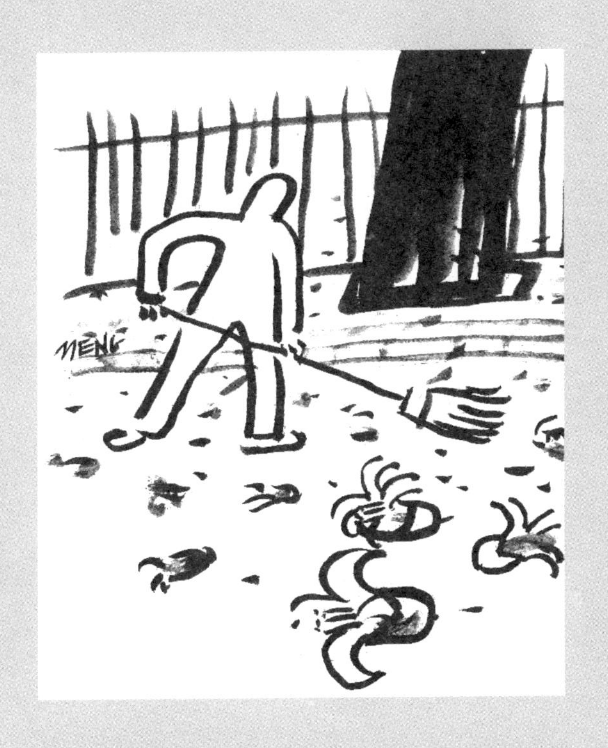

我希望，木棉花的红艳可以给友人带去微薄的慰藉和祝福。如果西医只能让患者在痛苦中勉强延续生命，未来难期，为何不尝试和肿瘤讲和？

雨后清晨，陵园西路。

遍地木棉花，被过往车辆碾成花泥，黏稠地粘在地面上。

环卫工用大扫帚一下一下刮扫着，残红凋花，和着污泥一起被铲入清洁车。

木棉花入药，味甘、淡，性凉。归脾、肝、大肠经。

岭南古医籍《本草求原》云：

“红者去赤痢，白者治白痢，同武彝茶煎常饮。”

我拾起几朵尚较完整的木棉花，其色红艳而热烈。

随着人流，我跨过天桥，再过马路，向某大型三甲医院肿瘤科走去。

从发现肝癌晚期，切除、到化疗，一切都在如此短暂的时间内，发生在友人身上。

我希望，木棉花的红艳可以给友人带去微薄的慰藉和祝福。

肿瘤科一床难求，友人得以入住，全因他的远房亲戚荣医生。

医师，在患者眼中，病时忆及，愈时即忘，死时受怨。

荣医生有二十多年临床经验，他常被亲人当作救命灵药般依靠。对于亲疏不同的亲戚，他有求必应，为他们在省城找到他认识的最好的医师，安排最好的治疗，正如他帮助我的友人。

但经荣医生帮助的几位晚期肿瘤病人，几乎所有的治疗过程，都没什么差别。

检查、确诊、签署手术同意书、手术、复发、再化疗、再复发，患者在病床上苟延性命，最后由主治医生说出那句："我们已经尽力了。"

在常人的认知里，恶性肿瘤是绝症，患者的生命无可挽救。所以患者亲属也明白，在省城神通广大的荣医生已经尽力了，大家发自内心地感激荣医生，只怨命运不公。

但我想着，也许还有别的方法。

我坐在病床边，同友人细细地聊着过去和未来。

桌子上，被肆虐的雨水打落离枝的木棉花鲜艳如昔，如同热烈的生命。

我劝友人化疗的同时，让中医介入，中西医结合治疗，甚至可以尝试纯中医治疗。

友人沉默了。尝试意味着以身涉险。谁也不愿以自己的性命为筹码来赌注。

接近午时，荣医生来到病房。

荣医生在家族中颇具德望，在医院里人情通达，虽不是肿瘤科医生，但他的话语却时刻影响着友人的想法。

化疗带来的痛苦难以言喻，冰冷的化学药物滴进身体，伴随着昏沉、呕吐、恶心、厌食，每一块骨骼都在呻吟，只能静卧在床，连水流淌过肠道都觉得滚烫，头发不断脱落，所带来生理、心理的压力逾千钧之重，令患者如临末日。

化疗无法彻底清除癌细胞，在杀灭癌细胞的同时，把健康的细胞也破坏了，最终的治疗结果常令人失望。

治疗失败，生命就此黯灭，插满管子，瘦骨嶙峋地在病床上，望着天花板，凝固了目光。

但如选择中医治疗晚期肿瘤，以汤药扶正祛邪、固本培元，病人生命可能会比纯西医治疗延长更多，而且中医治疗没有化疗带来的身体伤害和痛苦，患者的生活质量可以得到保障，患者甚至可以“带瘤生存”，与肿瘤和平相处。

很多患者都认为肿瘤的治疗只能依靠现代西医学的肿瘤科，不敢冲破思维定式，不敢相信中医。

如果西医只能让患者在痛苦中勉强延续生命，未来难期，为何不尝试和肿瘤讲和？

我不放弃寻找机会，私下里向荣医生建议让患者在治疗中加入中医疗法，并尝试用中医治疗肿瘤的案例说服他。化疗耗伤正气，需要中医辅助调养。但他对我只是礼貌地微笑着，没有回应。

我无法改变一个拥有二十多年临床经验、一个现代西医虔诚信徒的想法。

木棉花留在桌上，我告别，黯然离开。

人的生命鲜活发亮，如同木棉那明艳的红色，那燃尽一切生机的红，是最纯正的红。

但木棉离了枝，它的生命慢慢流逝，无可挽回。

其实，人们无时不在步向死亡，出生就如同花离枝头，死亡便是枯腐于土，人生，就是枝头到落地的距离。

木棉落地，被采收，洗净，晒干，加工，和金银花、菊花、槐花、鸡蛋花一起，熬制成一碗五花茶。

五花茶性微寒，清热、解毒、消暑去湿。

我在餐厅里喝着五花茶，和程教授聊起生命的脆弱和肿瘤的治疗。

程教授，西医的“叛逆者”。他毕业于著名医科大学临床医学专业，现为临床病理学方向的研究者。

四年前，程教授的母亲和兄长因肝癌相继离世，他目睹两位亲人化疗时的痛苦折磨，身体日渐虚弱，受尽磨难，也无法苟存性命。他说:“是以对抗肿瘤为目的西医治疗提早结束了母亲和兄长的生命。”

亲人离世后，程教授求学于中医，希望以中医学来填充自己的学术空白。没有哪一种医学是完美的，他一直对中医治疗癌症保持认同，可惜当初兄长坚信中医无用论，拒绝让中医介入治疗，连程教授特意找名中医为母亲和兄长开方，煎好送至兄长手上的中药剂都被拒绝。

如果当初他坚定些，或许中医能帮到他的两位至亲，或许这条路是可行的。故此他常自责，当初为何不能再坚定些呢?

已在临床病理学有所建树的程教授明白，肿瘤具有一定的家族遗传概率。于是，他放下成见，带着满腹医理学识，拜入中医门下，是学术研究，也是学医自救。癌症至今是医学难于攻克的问题，盲目相信西医并不理智。

程教授提起他就职医院的一职工佟姐。

佟姐的父亲前年被检查出胃癌，但因其没买社保，无法享受医疗报销福利。化疗将带来高额的治疗费用，佟伯觉着自己一把年纪了，花这个钱不值得，不肯接受手术和化疗。于是，佟姐便让76岁的老父亲接受中医治疗。

那段时间，佟姐也感觉腹胀不适，经检查，才三十岁出头的她竟也患上了胃癌。

职工能享受医院的医疗福利，佟姐签了名，躺上了手术台。

化疗、手术、复发、再化疗，再复发，佟姐的身体日渐消瘦、虚弱，还伴随着严重的脱发，她的身体状况成了家人心头的阴霾。

佟伯在老家看中医，佟姐在肿瘤科住院，三个月后，佟姐离开了，佟伯白发人送黑发人。

佟伯的胃癌没有消失，他天天喝着中药，去村头榕树下打牌，去菜市场买菜、回家做饭，日子还过得好好的，只是想起女儿时，难免悲痛。

化疗，以摧残身体的方式延续生命，却难以挽留生命，我们能不能试着以另一种方式，与癌症和解呢？

回到陵园西路，地上还有很多坠落的木棉花，或被踩踏，或被拾起，或被拾起又丢弃，如同充满期盼四处求医的患者，生命在消散，却进退无路。

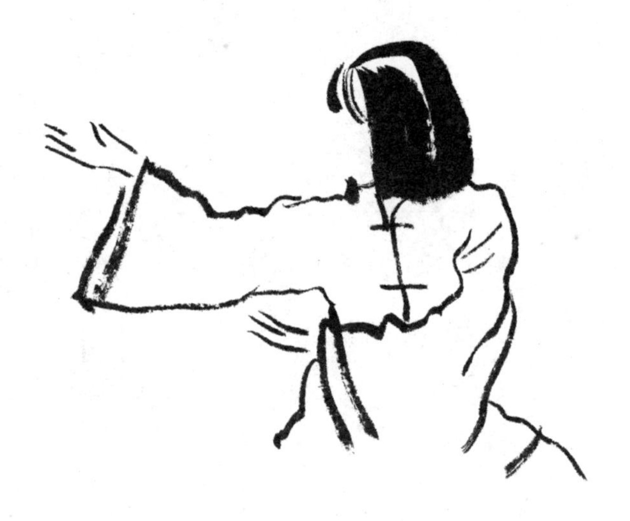

中风

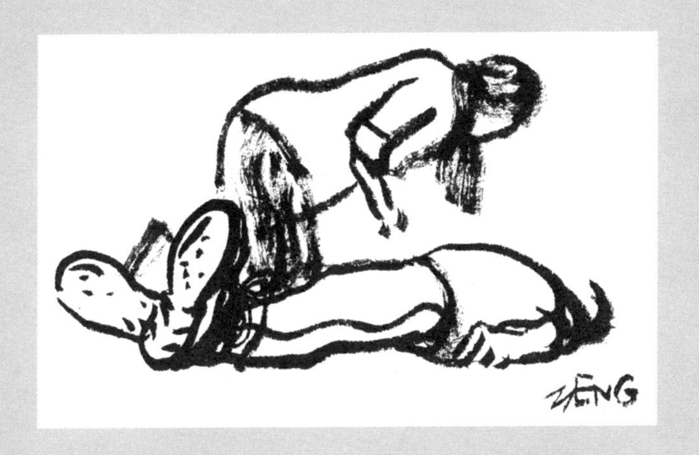

朋友的母亲在十几分钟前中风了，神志清醒，但口眼歪斜、半身麻痹不能走路。经十宣穴放血几分钟后，身体麻痹感觉就已经缓解了。

下午，我照常来到中山三院中医科跟诊，但护士告诉我师父杨宏志教授的亲弟弟中风昏迷了，正在神经内科抢救，今日临时停诊。

师父的弟弟，53岁，在家时感觉头昏，手脚麻痹，他的妻子意识到有中风的可能，于是马上送中山三院检查。

核磁共振显示为颅内基底节核区出血。

主管医生说，出血区域比较危险，如果手术预后会很差，可以说是基本不能进行手术。

此时患者已昏迷。

师父得到消息，立刻买了两颗安宫牛黄丸，并请来针灸科医生一起帮忙。

师父把安宫牛黄丸兑水注入弟弟胃中，针灸科医生用三棱针在患者的十宣穴放血。

就这样，师父的弟弟每天服两颗安宫牛黄丸，在第三天苏醒了。

科室所有的医生都觉得不可思议，说这真是奇迹。

而这奇迹，源于师父丰富的临床经验和果断处理。

住院期间，师父的弟弟连续服用了五天安宫牛黄丸，并按时喝师父开的“加味仲景续命汤”，两周后完全康复出院，恢复了正常的工作和生活。

师父弟弟中风，不禁让我想起四个月前吴博士的哥哥，和半年前欧阳医生和我急救朋友母亲的经历。

吴博士是一名资深西医，她哥哥在安徽老家喝喜酒，痛饮之后，汗出当风、口眼歪斜。

患者感觉左手失去知觉，家人送他到县人民医院时已昏迷，CT 显示左侧基底节脑出血，出血量 60mL。直接被送到手术室开颅取栓，术后入住重症加护病房。

手术很成功，脑部可见血栓全被取出，但次日患者肺部感染，高热 40℃以上。

抗生素不断地注入患者体内，但高烧仍一直不退。

主管医生告知家属，病人现在很危险，如能顺利度过危险期，最快也须三个月才能醒来，也有可能再也醒不过来了，要家属要做好心理准备。

术后一周多，我得知此事，立即同吴博士说：“马上买安宫牛黄丸给哥哥服用。”

又过两日，我问吴博士哥哥病情是否有好转。

吴博士说：“还是老样子，一直昏迷高热，很多痰，医生把他的气管切开了，便于吸痰。”

我问她，哥哥是否已服用安宫牛黄丸，吴博士支支吾吾地说：“我已找人给哥哥开中药了。”

我明白了，她并不信任我，未曾听从我的建议。

人命关天，我着急了。

我跟吴博士讲了很多中风抢救和治疗案例，讲了凤凰卫视主持人刘海若脑死亡百天被安宫牛黄丸救醒的事迹，只求她相信我，相信安宫牛黄丸的功效。

吴博士疑惑地提出了一连串的问题：

“过了黄金抢救时间这么久，才服用安宫牛黄丸有效吗？”

“我哥哥是脑出血，不是脑梗塞也可以吗？”

“安宫牛黄丸为凉开剂，清热力度强，如果我哥哥是寒证合适吗？”

我努力地说服她：

“有病吃药，病挡之，无病吃药，身体挡之。”

“事后服用也很有意义，而且和你哥哥正接受的中医、西医治疗没有冲突，临床证明，安宫牛黄丸不管是对脑出血或者脑梗塞都有效。”

“现在是急救，不是常规治病，不用顾及那么多，服用安宫牛黄丸，麝香走窜之性，通络、开窍、溶栓，还可以去高热、祛痰……”

“我们都很难估计安宫牛黄丸对中风疗效有多显著，反正现在你也没有什么好方法，试试吧。”

吴博士沉思许久，说：“那就试试吧。”

当天，吴博士打电话给老家的侄子，指导侄子按照我说的方法把安宫牛黄丸兑水打入他哥哥胃中……

第二天上午，吴博士打来电话。

她情绪激动、哽咽着说：“昨天我哥哥服下安宫牛黄丸不久后，热退了，痰马上变少变稀薄了。今天早上，哥哥左手出现了不自主动作，后来我们看到他清醒了……主管医生说，没想到恢复得这么快，说这是奇迹，真的很谢谢你，谢谢你，谢谢你的坚持……”

我交代继续再服三天，每天一粒安宫牛黄丸。

就这样，吴博士的哥哥在服下第一颗安宫牛黄丸后的第 25 天出院了，出院时左侧肢体已能不自主运动，神志完全恢复。

出院后第 8 天，她的哥哥又出现了一次昏睡、谵妄、胡言乱语，我交代马上又服下一颗安宫牛黄丸，第二日他神志恢复如常。

到那时候为止已三个月，患者神志完全恢复，语言流畅，自由进食，生活一切如旧，除左侧肢体不太灵活外，与常人无异。

傍晚，和中医同道欧阳医生聚餐间，他突然接到一位朋友来电。

朋友的母亲在十几分钟前中风了，神志清醒，但口眼歪斜、半身麻痹不能走路。

我们离患者有三十多公里，路途遥远，即使赶到也会耽误抢救时间，我立即给欧阳医生急救建议，让他通过电话指导家属针刺患者十个手指头（十宣穴）放血，同时让患者设法找到一颗安宫牛黄丸马上服下，打120急救，越快越好，黄金抢救时间一刻也不能耽误！

中医科班出身的欧阳医生对我这个半路出家学中医的江湖郎中提出的方法半信半疑。

但他从未急救过中风病人，那一刻也没有更好的办法，只好将信将疑地把我说方法教给患者家属。

后来，得到消息，患者十宣穴放血几分钟后，还未服用安宫牛黄丸，身体麻痹感觉就已缓解了，救护车来时能自己走上救护车，住院一个星期，生活始终能自理。

欧阳医生钦佩地说："陈师兄，您救人一命，功德无量。"

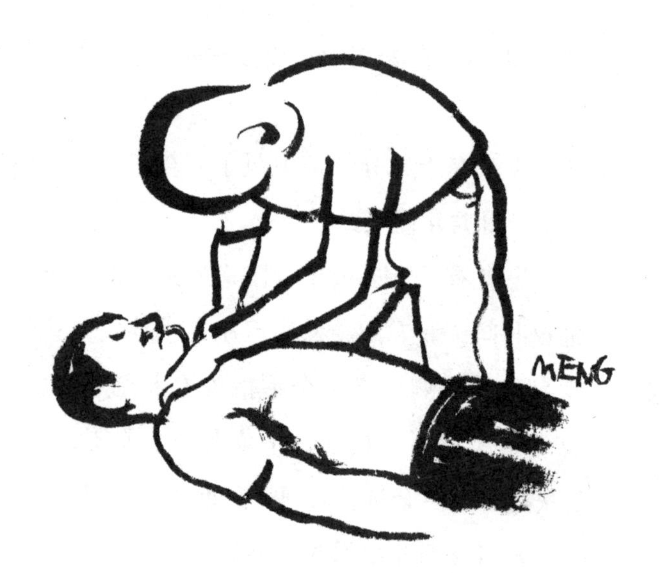
MENG

何为孝

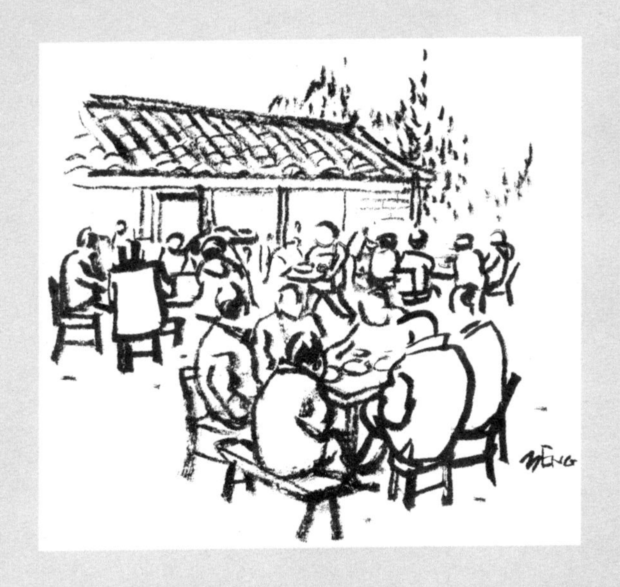

中风居我国导致死亡原因的首位，而且发病年龄越来越趋向年轻化。中风急救和预防是每一个人都应该掌握的科普知识。

惠华姑母躺在床上，由于长期不见阳光而肌肤苍白。

她神志清醒、思维清晰，却什么也做不了。

因脑中风，她的半边身子已瘫痪失去知觉。大小便无法自理，只能躺在床上，等儿女们来尽孝。

《金匮要略·中风历节病脉证并治》：

“夫风之为病，当半身不遂，或但臂不遂者，此为痹。脉微而数，中风使然。”

卧床十五年。喂饭、擦身、按摩、处理大小便。

姑母的儿女每天都在重复着这样的护理流程。

旁人夸他们孝顺。他们苦笑地回答说：“自己妈妈，儿女照顾妈妈是天经地义的事情。”

私下里，姑母的儿女跟我说，妈妈中风前有好几个月不明原因失眠和手指头麻痹，当初他们如果懂得这是中风先兆，及时找中医治疗，妈妈也许不会卧病在床，全家人也不必承受现在的重担。

中风，是由于正气亏虚，或饮食、情志、劳倦内伤等引起气血逆乱，产生风、火、痰、瘀，导致脑脉痹阻或血溢脑脉之外为基本病机，以突然昏仆、半身不遂、口舌歪斜、言语謇涩或不语、偏身麻木为主要临床表现的病症。

仲景根据病情轻重把中风分为中经络和中脏腑。

《金匮要略·中风历节病脉证并治》：

“邪在于络，肌肤不仁；邪在于经，即重不胜；邪入于腑，即不识人；邪入于脏，舌即难言，口吐涎。”

中风死亡率非常高。

中国疾病预防控制中心梁晓峰教授团队在《柳叶刀》上发布了一篇研究，该研究分析了 1990 ~ 2017 年中国 34 个省人口前 25 位死因变化，以及导致死亡的高危因素。

研究显示，这 27 年间，其他疾病的顺位有变化，但唯一没有变化、一直居于首位的死因是脑卒中（中风）！

而且更加严重的是，脑中风不再是中老年人的“专利”，中风的发病年龄越来越趋向于年轻化。

因此，中风急救和预防是每个人都应该掌握的科普知识。

急重症发生后，最佳抢救时间称为急救的“黄金时间”。

中风的黄金抢救时间是发病后 3 小时内，时间越长救治难度越大，血栓和瘀血就会越堵越多，当血栓瘀血达到一定程度，就可能造成终身残疾，甚至死亡。

中风发生后，家人千万不要惊慌。

第一时间拨打 120 急救电话，切不可随意搬动患者，以免加速患者微血管的破裂；原地平躺并注意保暖，将麻痹一侧朝上横卧，以免呕吐呛到导致吸入性肺炎；解开紧身衣物，如皮带、胸罩、领带等，以利于呼吸。

在医护人员到达前先用无菌注射器针头实施放血，如果没有医用针具，可用缝衣针、大头针、剪刀等尖锐物代替，有条件可使用火烧或酒精消毒尖部，针刺患者的十宣穴（十个手指指尖处），并用手挤压帮助出血。

十宣穴疗疾，很多古医书都有记载。

宋代孙思邈《备急千金要方》：

“邪病大唤，骂詈走，灸手十指端，去爪甲一分，一名鬼城。”

“卒忤死，灸手十指爪下各三壮。邪病大唤骂詈走，灸手十指端，一切病食疰，灸手小指头随年壮，男左女右。短气不得语，灸手十指头合十壮。”

明代徐凤《徐氏针灸大全》[①]记：

“心惊发狂，不认亲疏，少冲二穴，心俞二穴，中脘一穴，十宣十穴。”

明代杨继洲《针灸大成》[②]中载：

“十宣，十穴，在手十指头上，去爪甲一分，每一指各一穴，两手指共十穴，故名十宣。治乳蛾，用三棱针出血，大效。”

《奇效良方》[③]将十宣穴列作经外穴，在手十指尖端，距指甲游离缘0.1寸，左右共十穴。主治昏迷，晕厥，癫痫，高热，温病，乳蛾等。

所谓“十指连心”“心主神明”。

人的每一根手指都有经络，经过四肢直接与头部相连，针刺十宣穴可刺激大脑里不同的经络和神经中枢。

---

① 《徐氏针灸大全》，共6卷，明代徐凤编于正统四年（1439年）。是一部以介绍针灸资料为主的著述。

② 《针灸大全》，共10卷，明代杨继洲撰，刊于万历二十九年(1601年)。杨氏根据家传《卫生针灸玄机秘要》(简称《玄机秘要》)，参考明以前二十余种针灸学著作，并结合自己针灸临床经验编成此书。

③ 《奇效良方》，亦称《奇效简便良方》，共四卷，清代丁尧臣辑。尧臣，字又香，今浙江会稽县人。善吟咏，精拳术，培游历，旁通医术，每施方以治病，尝合药以济贫。晚年将其毕生积累的验方汇集后，集成此书，刊刻济世。

另外，放血可以起到舒缓血管压力，开窍通闭的作用。

因此，在黄金抢救时间内，刺激十宣穴和放血的方式来抢救中风患者，往往会达到血出痹除的显著效果。

中风病人的抢救就如和时间赛跑，十宣穴放血的同时，应设法尽快找到一颗安宫牛黄丸让患者服下，等待救护人员的到来。

安宫牛黄丸，出自清代吴瑭著作《温病条辨》。与紫雪丹、至宝丹并称为“中医急救三宝”，并被奉为“三宝”之首。

该方由牛黄、犀角、麝香、珍珠、朱砂、雄黄、黄连、黄芩、栀子、郁金、冰片等组成，可清热解毒、豁痰开窍，临床中可以治疗中风昏迷、脑梗、脑出血、脑炎、脑膜炎、中毒性脑病、败血症等。

去年，我到雷州市纪家林场探望亲戚。

走在小小的林场职工平房小区里，竟然看到了三位坐在轮椅上流着涎沫被人照顾的中风患者。

患者的痛苦、家属的负担，推动着我的决定。

我决定写一篇中医急救中风的文章来向世人普及这方面的知识，避免更多的悲剧重演。

完稿后，得知文章开头里提及的惠华姑母在春节前已离世。

在我印象中，惠华姑姆贤惠淑德，为人仁慈温和，是我喜欢和常挂念的一位外嫁女长辈。

愿惠华姑姆一路走好！

也向十年如一日地照顾母亲的惠华姑姆的儿女们致敬！

完稿后，老家发小的父亲猝然中风。

我第一时间和他分享了文章，他也是第一个读到《中风》的人。

在我指导下，发小的父亲服用安宫牛黄丸和师父的“加味仲景续命汤”，再加上针灸治疗。

半个月后，他父亲从半身不遂到可以自己爬楼梯，令人欣慰不已。

完稿后，徐虹师妹向我要我曾在微信群里分享过的关于颅内出血的图片和文章链接。她的先生有高血压，很关注这方面的信息。

我说，师妹，要保护好你先生，在他的包里备上一颗安宫牛黄丸。

她说，有的，除了安宫牛黄丸，还给他备了一枚三棱针，紧急时放血用，针和安宫牛黄丸放在他的包里，永不离身……

完稿后，我给父亲带回了两颗安宫牛黄丸。

当时，恰逢叔叔回老家探亲。

叔叔说，从10年前开始，他的包里就常备着一颗安宫牛黄丸。因叔叔的一位好朋友十年前曾因中风被安宫牛黄丸救过，故此叔叔知道安宫牛黄丸的重要作用。

清明，回老家扫墓。

母亲提及乡下的表兄弟清明期间翻脸了，起因是我的舅舅，即我两个表兄弟的父亲，他不久前中风瘫痪在家，需要人照顾。

表哥希望自己的弟弟不要再去珠海打工，留在老家和他一起照顾父亲，表弟却坚持出门，说如果不出去工作，家里老小生活没有着落。

表哥指责他不孝，兄弟俩便吵了起来……

何为孝？

《备急千金要方》中有言：

“君亲有疾不能疗之者，非忠孝也。”

如果当初，表兄弟懂得一些中风预防和急救知识，是否就是“孝”？

如果表兄弟也学学中医，保护家人的健康，是否就是最大的“孝”？

中医西医

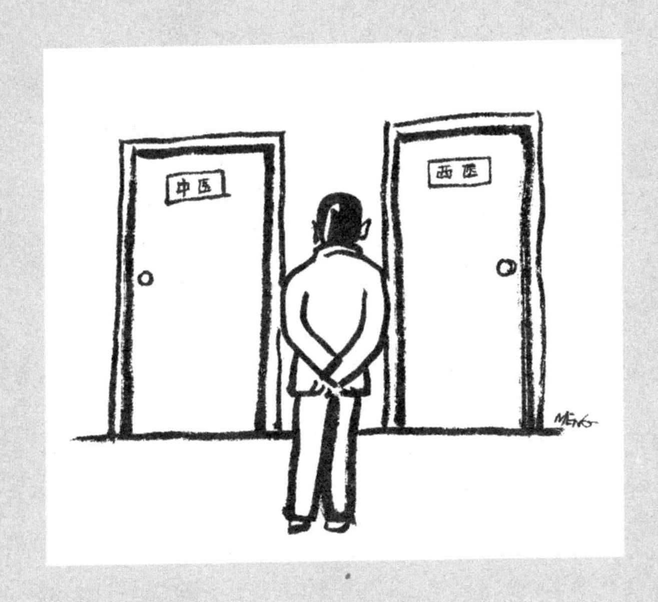

患者也接着师父的话疑惑地说："是哦，我也觉得我是气血虚，我明明感觉到身体还不舒服，走十几米就气喘了，有时候蹲下起来时还会头晕，但肿瘤科医生却说我一切正常，这是咋回事啊？"

夜里，陪同师父去探望一位多次接受化疗的肿瘤患者。

患者脉浮芤大，按之中空，舌淡、面憔白、指甲淡白、气短、倦怠懒言，为气血亏虚之象。

师父一边切脉看指甲诊断一边跟家属说："有些血虚。"

家属即刻回应说："医院刚刚验了血，指标全部正常，没有贫血。"

看来，患者家属把中医的"血虚"理解为西医的"贫血"了。

中医的血虚，指血液亏少，不能濡养脏腑、经络、组织等，以面白，唇舌爪甲色淡，头晕眼花，心悸多梦，手足发麻，妇女月经量少、色淡、后期或经闭，脉细等为常见证候。

而西医的“贫血”是指单位容积血液内红细胞数和血红蛋白含量低于正常。

成人男性血红蛋白量12～16g/100mL，成年女性11～15g/100mL；成年男性红细胞数400万～550万/mm^3，成年女性350万～500万/mm^3即为正常。

西医认为，凡低于以上指标的即是“贫血”。

“血虚”，是中医的证名。

“贫血”则属于西医的理论范畴。

二者概念不同，含义不同，单位血液内红细胞和血红蛋白偏低也许会形成血虚症状，但血液亏少不足以濡养身体时，数据上不一定低于贫血的标准。

血虚是症状、体征，不是数据。

这位肿瘤患者承受化疗的折磨，大伤元气，气血双虚。

《素问·脉要精微论》：

“肾脉……其软而散者，当病少血。”

张介宾《类经·六卷》释为：

“肾气不化，故病少血。”

经过师父的一番解释，患者也接着师父的话疑惑地说：“是哦，我也觉得我是气血虚，我明明感觉到身体还不舒服，走十几米就气喘了，有时候蹲下起来时还会头晕，但肿瘤科医生却说我一切正常，这是咋回事啊？”

西医诊断依靠数据，患者常常感觉身体不适，检查结果却还没到达西医确诊“生病”的标准，患者的病情就只能先搁置。直到小病酿成大病，数据达到标准了，西医便能靠着化验单对症下药了。

前几日，孙女士来中医科求诊。

她平日里少气懒言、胸胁胀满、闷闷不乐、不欲饮食、难入睡、做梦易醒、心烦焦虑，去某大医院内科求治。

血检、尿检，显示结果正常，医生开了几颗安定片便将她草草打发了。

但孙女士吃了安定片后更加焦虑，痛苦的感受没有减少，在她精神濒临崩溃的时候，经人介绍找到了师父。

孙女士心中烦、不得卧、舌红苔白，脉弦，师父以柴胡加龙骨牡蛎汤加减治之。

柴胡加龙骨牡蛎汤出自《伤寒论·辨太阳病脉证并治中》第107条：

“伤寒八九日，下之，胸满，烦惊，小便不利，谵语，一身尽重，不可转侧者，柴胡加龙骨牡蛎汤主之。”

孙女士回家后煎服汤药，第二天开始睡眠改善，又服药一周后，睡眠基本恢复正常。

半个月后，病人复诊时说：“我从未像睡眠改善后那样，感到生活如此美好，心情如此舒畅，真是谢谢杨教授。”

此后，孙女士对中医心悦诚服，并打算学习中医，养生保健。

西医和中医虽为两个不同的体系，但其根本目的都是救死扶伤。

西医，是微观医学，重在直观判断疾病，一般会通过化验仪器等手段来确定身体健康状况，统一标准规范治疗和用药，同一种疾病不同的病人在治疗和用药上基本相同。这样数据量化、治疗直观，看似精确科学的治病方式很容易被普通的老百姓们所接受。

中医，是宏观医学，重在辨证，以阴阳五行作为理论基础，将人体看成是气、形、神的统一体，通过望、闻、问、切，四诊合参的方法，使用中药、针灸、推拿、按摩、拔罐、食疗、修心等多种治疗手段，使人体阴阳调和而康复。

同时，中医重视四时气候、地土方宜、周围环境等因素对人体的生理病理不同程度的影响，既强调人体内部的统一性，又重视机体与外界环境的统一性，季节、昼夜、地理环境对人体的影响都要考虑在内。而这也体现了“天人合一”的传统思想，这种思想始终贯穿于中医治疗的各个领域，因此，同一种疾病在不同的年龄、不同的地区、不同的季节处理方法会有不同。

《素问 · 五常政大论》:

“西北之气，散而寒之，东南之气，收而温之，所谓同病异治也。”

中医和西医，宏观和微观，各自有不同的优势和适应疾病。

面对疾病，选择中医，或是选择西医，抑或中西医结合，极为关键。

选择，意味着导向某种治疗结果。

错误的选择会让你经受不必要的病痛困扰，错失最佳的治疗时机。

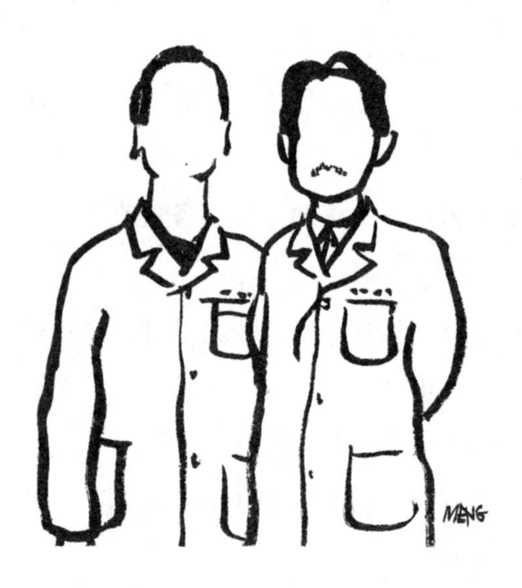
MENG

牛不吃肉

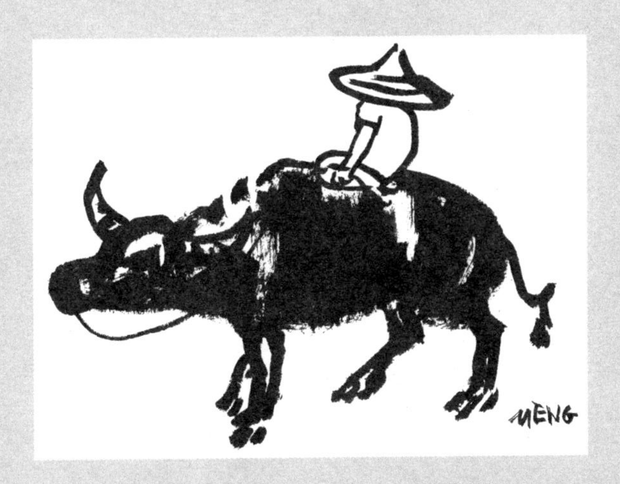

师父长期研究自然医学，常向患者介绍各类自然养生食疗方法。他说："营养蛋白分植物蛋白和动物蛋白，植物蛋白也能够给予人们足够的营养，我们都知道牛不吃肉，只吃草，但牛的身体却强壮而健康……"

夏未央，秋已至。

师父杨宏志教授带领我们学生团队一行，来到番禺某养生度假山庄举行中医沙龙学习活动。

活动结束时，师父赠予每位学生一本书——《救命饮食：中国健康调查报告》。

1983～1989年，美国康奈尔大学坎贝尔教授、英国牛津大学理查德·佩托教授，与中国疾病预防控制中心陈君石，中国医学科学院肿瘤研究所黎均耀、刘伯齐教授合作，于中国的24个省、自治区、直辖市的69个县开展了3次关于膳食、生活方式和疾病死亡率的流行病学研究。该研究规模在中国此类研究历史上首屈一指。

在这项研究的基础上，坎贝尔父子著就了《救命饮食：中国健康调查报告》一书。

研究指出，以动物性食物为主的饮食会导致如肥胖、冠心病、肿瘤、骨质疏松等慢性疾病的发生，动物蛋白

（尤其是牛奶蛋白）会大幅提高癌症、心脏病、糖尿病、多发性硬化病、肾结石、骨质疏松症、高血压、白内障和老年痴呆症等的患病概率。

但以上疾病都可通过调整饮食进行控制和治疗。

研究报告还指出，以植物性食物为主的饮食结构最有利于健康，也更能有效地预防和控制慢性疾病。

《救命饮食：中国健康调查报告》引言里发出了良心的呼吁："教育！教育！再教育！"

"养身教育比开出方剂更重要。"师父也这样说。

他和坎贝尔博士一样，认为大部分疾病是吃出来的，希望我们做养身知识的传播和践行者，使人们回归健康的饮食方式。师父让我们时刻提醒患者，平时需要格外注重饮食结构，治病服药时更要特别忌口。

关于服药期间的饮食忌口，古人早有论及。

《伤寒论》桂枝汤方云：

"禁生冷、黏滑、肉面、五辛、酒酪、臭恶等物。"

葛根汤方云：

"余如桂枝法将息及禁忌，诸汤皆仿此。"

生病时我们必须忌口，健康时我们也要合理饮食。

但事实上，有多少人能做到？

我们常常看到很多人因不健康饮食习惯而引发疾病。

比如，女性喜欢吃冷饮和冰淇淋从而引起月经不调、崩漏和宫寒，甚至诱发子宫肌瘤和乳腺疾病；成人喜欢宵夜和烧烤引起肥胖症、糖尿病；儿童暴饮暴食引起脾胃病等。

师父长期研究自然医学，常向患者介绍各类自然养生食疗方法。

他总是苦口婆心地劝说每一位患者注意饮食健康，“粗粮、杂粮、豆类、水果、蔬菜……”这是我常听到师父挂在嘴边的医嘱。

“死亡，是食物造成的！”师父说。

以植物性食物为主的膳食结构比我们想象得更为重要。

《救命饮食》中记载：

美国曾有机构对体重合格但都需要依赖糖尿病药物的25名1型与25名2型糖尿病志愿者进行研究。

研究人员先让病人根据美国糖尿病学会建议，采取传统高油高脂的美式饮食，一周后再转换到以素食为主、肉食为辅的膳食，为期3周。

研究人员记录病人的血糖值、胆固醇浓度、体重与医疗需求，结果令人印象深刻。

1型糖尿病患者3周后对胰岛素药物治疗的需求竟降低了40%，而血糖值也大幅改善，就连胆固醇浓度也减少了30%。

2型糖尿病患者吃了高纤低脂的饮食后，结果更显著。25名2型糖尿病患者当中，有24名不必再接受胰岛素药物治疗。

每天都得使用35个单位的胰岛素的21年糖尿病病史患者，经过3周密集的饮食治疗后，所需的胰岛素剂量已降低为每天8个单位，回家经过8个星期的后续治疗，彻底摆脱胰岛素。

此研究的饮食结构对身体产生的积极改变作用，并非巧合，而是有真实数据支持的研究成果。

合理的、偏植物性的膳食结构能改善人们的身体状况，但为什么如今还有这么多人一味追求肥甘厚味，而将素食拒之门外？

或许是老一辈生活困苦，得不到肉食的记忆刻在骨子里，才让餐桌上满是肥肉厚酒，成为“饕餮盛宴”。而“补品”更是被炒得火热，在利益集团的鼓吹和主流媒体的推波助澜下，陈旧观念一再传播。

不少所谓的医学专家仍常跟患者提出老掉牙的建议，让患者不合时宜地“进补”——“要多吃鱼、多吃肉、要多喝汤、多吃点补品……”

《救命饮食》中的调查表明，如果每天把半磅的动物脂肪给小白兔吃，两个月以后，它将会血管硬化。

人类的消化系统在构造上和小白兔相似，不太适合消化过多肉类。所以，若是吃越多肉则越有可能生病。

有病人疑惑地问：

“如果平时只吃五谷杂粮和水果蔬菜，会营养不够吗？”

师父回答说：

“营养蛋白分植物蛋白和动物蛋白，植物蛋白也能够给予人们足够的营养，我们都知道牛不吃肉，只吃草，但牛的身体却强壮而健康……”

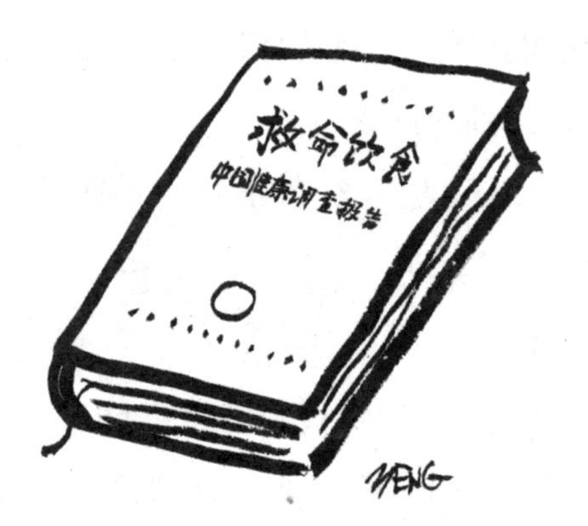
救命饮食
中国健康调查报告
MENG

免疫

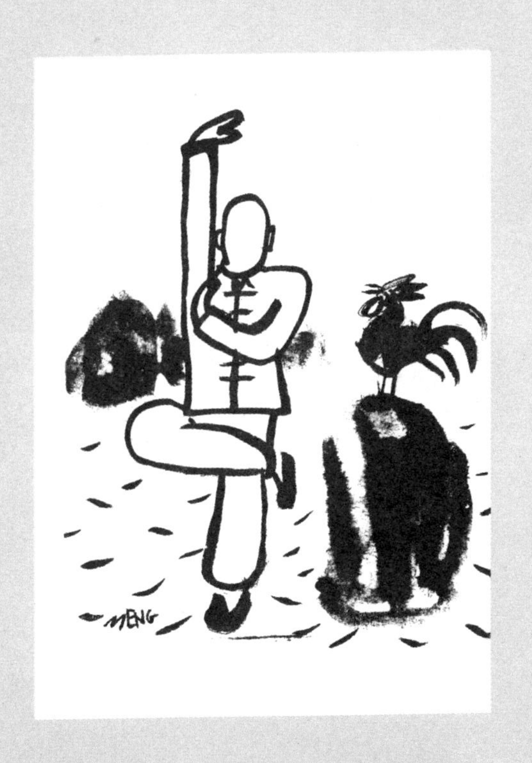

昨日辟谷一天，今天晨起感觉肚子瘪下许多，我整个人轻松起来。

受暨南大学黎俏梅教授影响，昨日辟谷一天，今天晨起感觉肚子瘪下许多，我整个人轻松起来。

“辟谷”，源自道家养生中的“不食五谷”，是古人常用的一种养生方式。它起源于先秦，风行于唐朝。

《庄子·逍遥游》记：

“藐姑射之山，有神人居焉。肌肤若冰雪，淖约若处子，不食五谷，吸风饮露，乘云气，御飞龙，而游乎四海之外……”

传统的辟谷分为服气辟谷和服药辟谷。

服气辟谷，主要是通过绝食、调整气息的方式来进行。

服药辟谷，则是在不吃主食的同时，通过摄入少量辅食（如坚果、辟谷丸等），以主动维持饥饿。

饥饿，可将整个身体功能激活起来，提高身体免疫能力，医圣张仲景甚至以饥饿感来判断是否病愈。

《伤寒论·辨厥阴病脉证并治》第332条：

“……食以索饼，不发热者，知胃气尚在，必愈。”

第339条：

“……欲得食，其病为愈。”

即是说，原本胃口不好，但经过治疗后病人感觉到饥饿想吃东西了，胃气就回来了。

《内经》亦言：

“有胃气则生。”

在一定情况下，当胃气回来了，疾病也就会向好的方向发展了。

现代医学研究也表明，饥饿过程中，身体为了补充能量，体内的脂肪水解会增加，成为机体的主要能量来源，故也可有减肥的效果，从而可预防因肥胖引起的高血压、心脏病、糖尿病、痛风等疾病。

饥饿时身体会自动产生自我保护功能，主动调动各种内分泌物质参与代谢，免疫力会被激活，达到自我修复的治疗效果。

激活免疫力，从而自我修复的疗法在中医由来已久，一千多年前就有的瘢痕灸便是这种疗法的典型代表。

老家邻居发叔，60 岁出头，为了家庭起早贪黑，落下了不少病根，看了很多位大夫都不见好，后经人引荐，附近村里擅长艾灸的民间中医以瘢痕灸为其施治，竟治好了多年的腰痛。

发叔一边激动地述说着，一边掀开衣服给我看他腰部两边的灸疮，欣喜之色溢于言表。

瘢痕灸，又称化脓灸，属于艾炷灸之直接灸的一种，是指以艾炷直接灸灼穴位皮肤，渐致化脓，最后形成瘢痕的一种灸法。

《针灸甲乙经》[①]：

“欲令灸发者，灸履熨之，三日即发。”

晋唐时期的医家非常推崇瘢痕灸疗法。

唐代医家陈延之的《小品方》中指出：

“灸得脓坏，风寒乃出；不坏则病不除也。”

---

① 《针灸甲乙经》，又称《黄帝甲乙经》《黄帝三部针经》《黄帝针灸甲乙经》。西晋皇甫谧撰，12 卷，128 篇，成书于公元 282 年。前六卷论述基础理论，后六卷记录各种疾病的临床治疗，包括病因、病机、症状、诊断、取穴、治法和预后等。采用分部和按经分类法，厘定了腧穴，详述了各部穴位的适应证和禁忌、针刺深度与灸的壮数，是我国现存最早的一部理论联系实际的针灸学专著。

《太平圣惠方》[1]也说：

“灸炷虽然数足，得疮发脓坏，所患即差；如不得疮发脓坏，其疾不愈。”

唐代诗人韩愈也曾生动描述施灸的场面：

“灸师施艾炷，酷若猎火围。”

瘢痕灸治疗原理是给身体某部位艾灸，造成一定的创伤，从而激活身体各种机能进行修复，达到自生正气，增强免疫能力以对抗疾病的治疗方法。

免疫力，是人体的一种生理自愈功能。

人体依靠这种功能识别“自己”和“非己”成分，从而破坏和排斥进入人体的抗原物质（如病菌等），或人体本身所产生的损伤细胞和肿瘤细胞等，以维持人体的健康。

当下，这种免疫疗法研究是研究肿瘤治疗的重要学术方向，如中国科学院陈小平团队的“疟原虫治疗癌症”研究。

---

① 《太平圣惠方》，方书，简称《圣惠方》，100卷。北宋王怀隐、王祐等奉敕编写。自太平兴国三年（978年）至淳化三年（992年），历时14年编成。本书为我国现存公元10世纪以前最大的官修方书，汇录两汉以来迄于宋初各代名方16834首，包括宋太宗赵光义在潜邸时所集千余首医方，及太平兴国三年诏医官院所献经验方万余首，经校勘类编而成。

癌细胞原本是一种变异的细胞，它会分泌一系列信号，使人体的免疫系统睡眠、不工作。

陈小平团队认为，人体感染疟原虫可以唤醒免疫系统，使免疫系统重新识别癌细胞，从而杀灭癌细胞。

尽管此研究还在实验当中，但我们都希望研究能够取得成功，为深陷于癌症痛苦中的患者带来生的希望。

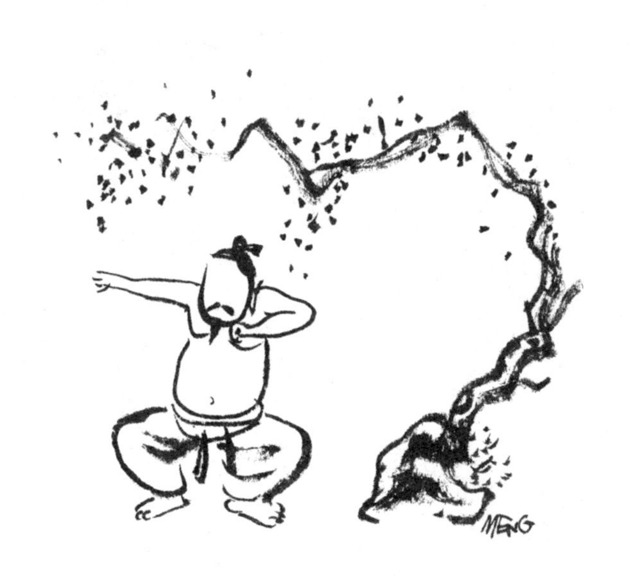
MENG

探望姑姑

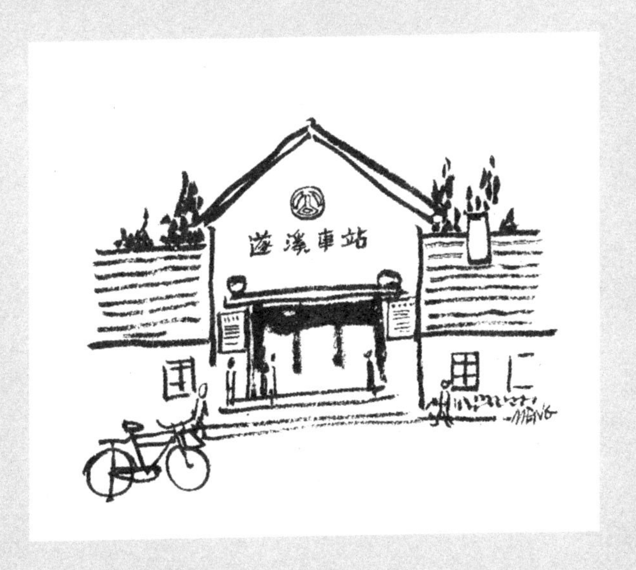

经方用药，药简力专，要做到效如桴鼓，非常考验药材的质量，正所谓药材好，药才好。

很多年前，离开家乡到外地读书和工作，县城的姑姑家成了我的中转落脚点。

大家都不富裕的年头，姑姑总是好菜好肉地招待，骑车相送，直到长途大巴离开，姑姑才转身离去。

生活中，姑姑也常对我嘘寒问暖，关怀备至，让我感受到离家远行时的另一种温暖。

临近端午，我利用出差的机会，来到遂溪县城探望姑姑。

到姑姑家，姑姑一如既往的热情，倒茶削果谈论家常，却掩不住神情憔悴，咳喘。她病了。

我为姑姑切脉、看舌、问诊。

姑姑舌红，苔稍黄，脉浮，无汗，无寒热，咽痛，属于风寒郁而化热，壅遏于肺。

我开了麻黄杏仁甘草石膏汤加地龙和鱼腥草，并让表妹到楼下药店抓药即刻煎服。

《伤寒论》第63条：

“发汗后，不可更行桂枝汤。汗出而喘，无大热者，可与麻黄杏仁甘草石膏汤。”

我拟方：麻黄12g，杏仁10，炙甘草6g，石膏24g，地龙10g，鱼腥草10g。

以麻黄宣肺平喘、开腠解表，石膏清泄肺热、生津，杏仁降气、祛痰，炙甘草增加麻黄的作用及调和诸药，四药合用，解表与清肺，宣肺与降气结合，再加上地龙加强平喘作用，加鱼腥草增强清热解毒作用，以解咽喉痛。

我对姑姑说，不用担心，这是小病，吃两服药就好了。

但药材不对劲。

地龙未剖肚，如同灌了水泥般硬实，杏仁有哈喇味，麻黄、鱼腥草带霉味且很多尘埃碎末，炙甘草也疑似造假。

这样的劣质药材吃了，不但效果大打折扣，还可能会对身体造成伤害。我只得让表妹直接丢弃，起身到药店买中成药给姑姑。

药材劣质，服用无益甚至有害。

而劣质药材的盛行，一方面，是道地药材难求，药材药力大打折扣；另一方面，是部分商家趋利，染色制假。

道地药材，又称为地道药材。

“道”是古代行政区划名。

唐贞观年间划分全国为关内、河南、河东、河北、山南、陇右、淮南、江南、剑南、岭南十道，道地本指各地原产的特产。后演变为“货真价实、质优可靠”的代名词。

“橘生淮南则为橘，生于淮北则为枳。”

药材受产地影响极大，不同的气候、地形所植药材可能天差地别。水土不同，产物不同，纵然能培出，药力也有差异。

从事中药生意的朋友说，市面上售卖的大部分药材都并非来自原产地药农，而是由药商在外地集中种植，再运回原产地出售，挂名“道地药材”。

“外地药材”和“道地药材”疗效相差甚远。非道地药材只会让药力不足。

而在种植过程中，过度使用农药化肥催生，种植土壤重金属超标，及药商通过增重染色和掺假掺杂获利，也损害着患者的健康。

我们都知道，经方用药，药简力专，要做到效如桴鼓，非常考验药材的质量，正所谓药材好，药才好。

赤白芍

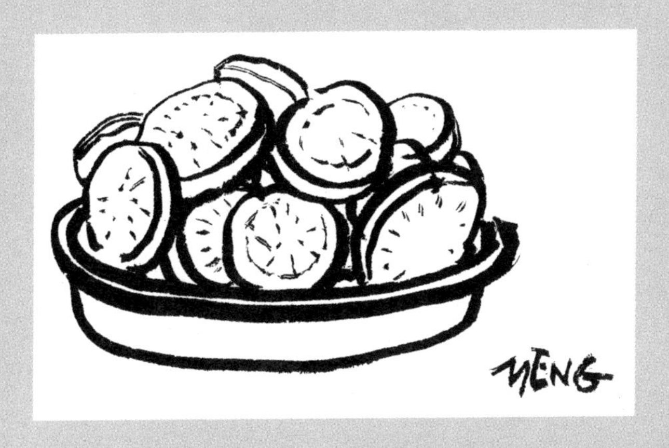

中药是中医的根本,只有用对了药,病人才能得到最有效的治疗。

为最后一个病人问诊完，师父起身离开。

师妹将师父开的处方录入电脑系统，她抬起头问我说："师兄，药房白芍药没有了，怎么办？"

我说："没有白芍就先用着赤芍吧。"

师妹疑惑地说："用赤芍替代确定可以吗？"

我踌躇了，竟给不出一个回答来，只是慢慢陷入深思。

汉代以前芍药无赤白芍之分，到南北朝南梁时代才出现赤芍、白芍之记载。

《本草经集注》：

"芍药……白而长大，余处亦有而多赤，赤者小利。世方以止痛，乃不减当归。"

《本草图经》云：

"芍药……春生红芽作丛；茎上三枝五叶，似牡丹而狭长，高一二尺；夏开花，有红、白、紫数种；子似牡丹子而小；秋时采根，根亦有赤、白二色。”

在宋代，药方中的赤芍、白芍是同一种植物，只是花与根部的颜色有所不同。

而明朝李时珍沿袭了前人之说，以芍药颜色不同而判定赤芍、白芍，并云：“……白者名金芍药，赤者名木芍药……赤芍药散邪，白芍药益脾……”

芍药入药非取其花，而是取其根。

《中药大辞典》中言：“白芍，为毛茛科植物芍药（栽培种）的根。夏、秋采挖已栽植3～4年的芍药根，除去根茎及须根，洗净，刮去粗皮，入沸水中略煮，使芍药根发软，捞出晒干。赤芍，为毛茛科植物芍药（野生种）、草芍药、川赤芍等的根。秋季采挖，除去根茎、须根及支根，洗净泥土，晒至半干时，按大小分别捆把，再晒至足干。四川地区也有刮去粗皮后再晒干者。”

除去品种和炮制的区别，关于芍药功效，也有不同说法。

《本经》记载：

“芍药，味苦平，生川谷。治邪气腹痛，除血痹，破坚积，寒热，疝瘕，止痛，利小便，益气。”

但后世医家以白芍主补，赤芍主泻；白芍主收，而赤芍主散为用。

《伤寒论》里的芍药究竟是白芍还是赤芍呢？这一直是中医界悬而未决的学术问题。

以研究本草的中医药学者祝之友教授为代表的医家认为，《伤寒论》的芍药是赤芍。

祝教授在《神农本草经药物解读》中引用了北宋药物学家苏颂所言："'张仲景治伤寒汤，多用芍药，以其主寒热、利小便故也。'这与《神农本草经》记载的芍药'破坚积寒热、利小便'特征相符，以这样的逻辑分析，《伤寒论》汤方中芍药应该是'主泻''主散'的赤芍。"

于是，在祝教授的汤方里，有关芍药的汤方里的芍药都写为赤芍。

另一部分医家认为《伤寒论》的芍药是白芍。

他们认为桂枝汤的桂枝和白芍相配是一阴一阳，一收一散，桂枝主散，白芍主收，调和营卫。

"如果按照赤芍主散主泻的功效，把桂枝汤的芍药变成主散的赤芍，桂枝汤的阴阳调和作用将会被改变，按阴阳调和的逻辑来分析，赤芍在桂枝汤里从根本上是不妥的。"

"仲景是阴阳学派的杰出传人，在桂枝汤里，只有白芍和桂枝相配才能与阴阳的道理相契合。"

目前，芍药为白芍的观点是中医界的主流观点。

《中药学》也把赤芍列作主散的活血化瘀、清热凉血药；把白芍列作主收的养血柔肝、止腹痛的补虚药，把芍药默认为白芍。

在研读宋版《伤寒杂病论》时，我发现《伤寒论》含有芍药的汤方有33个，《金匮要略》含有芍药的汤方有32个，但只有《伤寒论·辨太阳病脉证并治上》里的“芍药甘草汤”方特别注明“芍药”为“白芍药”，其他汤方里的“芍药”只注明“芍药”，无赤白芍之分。

但南梁才出现的赤白之分，这味提早出现，并在“芍药甘草汤”里特别注明的“白芍药”，是后人的增补还是原文如此？

这味“白芍”按的是品种、加工还是颜色分类？

《伤寒杂病论》里其他汤方的“芍药”是“白芍”还是“赤芍”呢？

各医家对赤白芍的争论很有意义，是对古籍的探讨，对药材来源的寻根，也是对中医药行业发展的助力。

中药是中医的根本，只有用对了药，病人才能得到最有效的治疗。

希望中医药同仁在探索和争论中一同踏上前路，也盼学术界对赤白芍早日有统一的结论。

本本主义

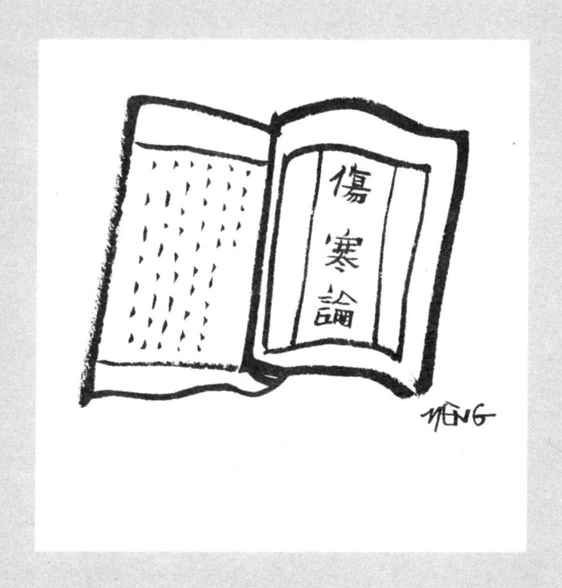

从应用角度说，经方并非高不可攀。只要有长远坚定的决心，肯下切实的功夫，上天必然不相辜负。

受邀而来讲学的年轻讲师在台上特别声明，他并非经方派，请初学中医者不要迷信经方，陷入教条主义，不能做本本主义者，应分析事物变化发展，不能生搬硬套来治病。

他的发言引发了争议。

台下同学窃窃私议，难道在这位讲师看来，应用经方就只剩下“本本主义”和“生搬硬套”了吗？

什么是经方？说法不一。

一说经久不衰的经典之作、经世致用的方剂是经方。

一说以宋代时方派兴起为分割线，宋以前的中医处方称为经方，宋后称时方。

但大多数医家认为，经方即《伤寒论》《金匮要略》中的方剂，亦称张仲景方。

从学术流派来划分，《汉书·艺文志》将方剂划分为四类。

一曰医经，二曰经方，三曰房中，四曰神仙。

《金匮心典·徐序》:

“惟仲景则独祖经方，而集其大成，惟此两书，真所谓经方之祖。”

《伤寒论》和《金匮要略》出自《伤寒杂病论》，以六经辨证为学术根本，以汤液处方为基础，其用药准确，法度精良，疗效显著，在学术观点上自成一派，后世医家称之为经方学派。又因经方学派以张仲景为开山鼻祖，人们也常常把经方派称为仲景派。

与经方相对的是时方。

时方起源于两宋或金元时期，在此之前，医家皆遵循仲景之说，沿用经方治病，鲜有裁减经方之分毫者。

但北宋以后，以钱乙、张元素为代表的医家，创制新方，开创时方派。

那经方和时方有何分别?

首先是辨证不同。

经方辨证，以六经辨证为主，按照“太阳、阳明、少阳、太阴、少阴、厥阴”六经的经络和脏腑的疾病深浅传变，以经络、脏腑病理变化的反映，进行综合分析，归纳病变部位，阴阳表里，寒热趋向，邪正盛衰，进行推理论治。

几千年以来，六经辨证和经方对外感疾病和内科杂病，科学地指导着中医学的辨证施治。

经方辨证，简要直截，有是证用是方。

如《伤寒论》第31条：

“太阳病，项背强几几，无汗，恶风，葛根汤主之。”

《伤寒论》第1条：

“太阳之为病，脉浮，头项强痛而恶寒。”

临床上用六经辨证，只要符合太阳病，脉浮，头和脖子强痛，脖子或背部绷得紧紧的，恶风寒、无汗，就可以用葛根汤了。

但如果是时方，同样是葛根汤证，辨证会复杂繁琐，对用药的准确性也充满考验。

时方辨证，以脏腑辨证为主，根据疾病所犯部位对应的脏腑归类诊断，按照药物性味归经升降沉浮，遣方用药，为追求效果，组方常面面俱到，方大药杂。

经方，用药却单刀直入，击中要害，药简效宏。

仲景281首经方中，1味药的有15方，2味药的有40方，3味药的有45味，4味药的有30方，5味药的有28方，5味及5味药以下的方剂合计160余，占全书的处方的一半有余。

由此可见，经方用药简单，但法度精良，同样的甘草，配上桂枝，就能治疗心脏病，配上芍药后，却能治脚痛腹痛，处方如此简单，效果却是立竿见影。

日本汉方研究团队专门对出自《伤寒论》的人参白虎汤对于糖尿病（属于中医“消渴病”范畴）的治疗做了现代药理研究。

研究发现人参白虎汤方：“知母（六两，石膏（碎，绵裹，一斤），甘草（炙，二两），粳米（六合），人参（三两），上五味，以水一斗，煮米熟，汤成……”对抑制糖尿病有确切疗效。

研究还发现，人参白虎汤五味药中缺少任何一味药，或者某味药剂量比例稍做改变都会影响其疗效，只有按照原方的药味和剂量配比处方，疗效才最好。

研究团队惊叹，一千多年前的张仲景是如何组成如此严谨的配比处方呢？

经方疗效好，不容置疑。

师父说，有些医家用时方治了一辈子病效果也不怎么好，到退休有些时间了，才开始认真学习《伤寒杂病论》和应用经方，于是治病效果陡增，这些医家到老了才明白回归仲景经典才是中医之道。

尽管要完全认识和理解经方的本质仍存在困难，但从应用的角度来说，经方并非高不可登。只要有长远坚定的决心，肯下切实的功夫，上天必然不相辜负。

清代伤寒学家柯韵伯云“仲景之道至平至易，仲景之门人人可入。”

另外，《伤寒杂病论》和很多偏向理论的医书不同，正如现代中医学家秦伯未[①]先生所说：“内难，论病书也；伤寒，治病书也。”直接说明了《伤寒杂病论》是一本可以直接指导治病的临床应用医书。

《四库全书目提要》也记：“仲景之书，得其一知半解，皆可起死回生。”

经方治病，只要辨证得当，效如桴鼓。

但为何如今普及不尽如人意？真正入门并擅于运用经方的医者少之又少，甚至被人称作是“本本主义”和“生搬硬套”，为人所抵触？

经方被抵触、被称为“本本主义”，是当下学院教育的失败？还是如今医者不愿苦读经典？抑或是无师传承？

---

① 秦伯未，现代中医学家。1938年创办中医疗养院，设内、外、妇、幼等科，有病床百余张，作为学生实习基地。秦氏凡经史子集、诸家医典、诗词歌赋、琴棋书画，无不涉猎。尤其重视《内经》的钻研，潜心撰写评述《内经》的专著，有《读内经纪》等5种，并将《内经》原文整理成生理学、解剖学、诊断学、方剂学等7章，病症则分为伤寒、湿暑、热病等37类，还剖析《内经》与西方医学理论各自的特点和异同，独具见解。

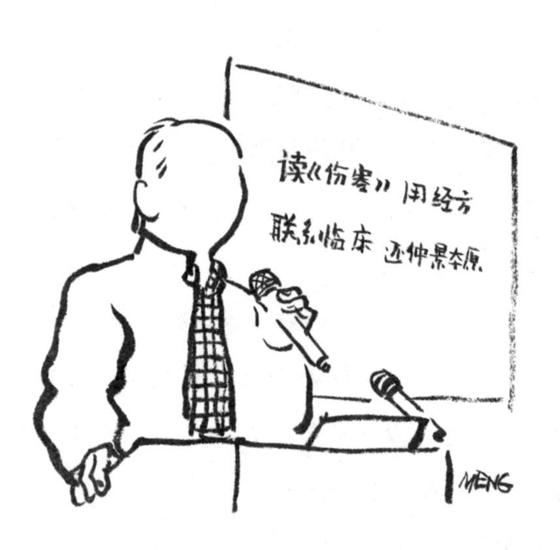
读《伤寒》用经方
联系临床 还仲景本原
MENG

访谈小记

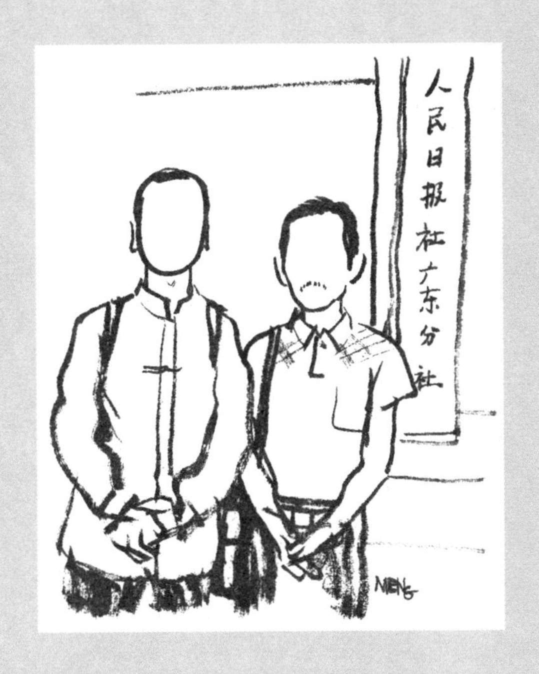

中医药文化本身就蕴含着深厚的人文科学和哲学的思想，在中国为数众多的优秀传统文化中，仍焕发着不可磨灭的光彩。

上午九时。

人民日报广东分社外，大雨倾盆，我与师父如约而至。

我们受邀参加广东省政协办公厅和人民网广东频道共同主办的“界别圆桌汇”访谈录制，访谈主题为“中医药课程何时走进广东中小学”。

我亦随师受访。

数月以前，广东省政协会议审议通过了师父杨宏志教授《关于中医药文化教材进入广东中小学课堂》的政协提案。

政协办公厅认为这一提案颇具意义，希望多方推动宣传，遂有今日一行。

“为何要将中医药文化纳入中小学教材、有何具体意义？”

“中医药教材进中小学的可行性如何？有否成功案例可供借鉴？”

“结合目前的教育教学资源，中医药文化课程又该如何在广东中小学课堂落地，并形成自己的特色？”

“如何让青少年将学到的中医药知识学以致用，而非仅仅停留于课堂上呢？”

“广东应如何结合中医药文化的传承与发展来助力建设中医药强省？”

我们与主持人李语女士就多个问题进行探讨。

中医药的源流传承与延续，离不开中医药教育的支撑。

早在2016年，国务院《中医药发展战略规划纲要》中，便已明确须在2030年前，推动中医药进校园，将中医药基础知识纳入中小学传统文化、生理卫生课程。

2017年，浙江省率先推出小学教材《中医药与健康》。

此后，北京、河北等省市也相继开展相关工作。

而作为中医岭南流派发源地的广东，迟迟未有相关举动，这让身为政协委员的杨宏志教授甚为着急。

“我们不仅要急起直追，推动这一举措，还希望能进行创新，突出岭南中医药特色。”师父坚定地说。

“中医药教育就该像足球训练一样，从娃娃抓起。”师父说，“在西医成为现代医学主流的当下，中医药进入中小学课堂，可以向学生普及中医知识。”

同时，师父认为，学习中医药文化，能培养学生的健康意识，让学生明白健康的重要性，学习保持健康的方法。师父感叹道：“从这个角度看，中医药进校园，有助于提高社会整体的健康水平。”

“孩子们学习中医，将塑造他们的人文精神根基。”我补充说。

中医药文化本身就蕴含着深厚的人文科学和哲学的思想，在中国为数众多的优秀传统文化之中，仍焕发着不可磨灭的光彩。

主持人提出中医药教育是否要进中小学校园，社会上仍存在质疑声。对此，师父也给予了回应。

“不少人担心孩子太小听不懂，认为大学教育方才能包含中医药文化教育。然而，中医药教育确实应当该从小培养，孩子自小在耳濡目染中接受中医药文化，能树立好正确的中医药观念。”

“小学阶段的孩子的认知水平已然能进行简单抽象思维，理解原则和规则。不要小看孩子，他们能够很好地接受的。”

师父举例，在北京的一些医馆，几岁的孩子就开始背方歌、学医书了。

师父还谈及自己外孙女卢沛欣学医的趣事：“她只有七岁，便对中医兴趣很深。你教她，她一下子就记住了，非常快，她不仅会看舌头，还会把脉呢。”

当主持人问及中医药教材进中小学的具体措施时，师父也给出了具体的建议。

“我们希望广东省自行编写一份中医药教材，在编写上可以参考浙江省，再补充一些具有岭南特色的内容。师资方面，可以先在中医院、医学院中选聘兼职的老师，同时也可对学校的语文、生理等老师进行培训。”

岭南是中医药文化的重要区域，名医古有葛洪，近有邓铁涛，在中药材方面，阳春砂仁、化州橘红等南药更是远近闻名。岭南和北方地区气候各异，随之产生的中医药文化也独具特色，流传着与其他地方不同的民间传说。编写一套体现岭南中医药文化的教材，不仅能让学生体会中医药的魅力，还能让学生对本土文化产生认同感。

“假如这件事情真的落地了，我愿意当第一个志愿者，到学校里面给学生去讲课。”我笑着回应。

“中医文化教育是一方面，更重要的是对中医药知识的学以致用，学生运用相关知识，强健自身体魄。”

我举例说，“中医提倡顺应四时，食饮有节，起居有常，不妄作劳。学习中医药文化，有助于中小学生养成良好的饮食和作息习惯。如何饮食？如何睡眠？如能令我们的青少年学以致用，将中医养生融入于日常生活中，对于孩子的成长裨益颇深。”

一同受访的广东自然医学研究会陈志峰学术部长认为，在所教授的中医知识中，应包含有防治感冒、发热的小常识。

他说：“这样一来，小孩子可以将这些知识告诉父母，如果可以在实际生活中运用，并起到治疗作用，孩子的成就感会增加，学习的积极性也会提升。”

“中医药教材进入中小学课堂，无疑对中医药人才培养起到推进作用，进而助力建设中医药强省。”师父继续补充说：“中医药文化教育可以在青少年心里种下种子，壮大中医药人才后备力量。”“小时候对中医药文化的认同感越深，将来便越有可能选择相关职业。”

访谈结束前，我对着镜头呼吁道：“推动中医药教育走进中小学将功在当代，利在千秋；希望广东社会各界全力推动，让我们的中医药教育早日走进我们的中小学。”

回至家中，我的心绪仍久久未曾平息。

回思他国的历史发展进程，不少欧洲民族都因为瘟疫等严重的传染疾病而灭族，中国数千年的文明得以流传至今，中医药功不可没。

而且中医绝非陈腐、不接地气之知识，它提倡“药食同源”，涉及一些情志调节、治未病、运动体式等方面的内容，并早已深深渗透于我们的生活之中，无法分离了。

中医不仅博大精深，其血脉中也贯穿着传统儒家社会久远以来沉淀的至真至善的信念与哲思。

孩子们学习中医药知识，对于他们的传统文化素养和认同感，以及民族自信心的培育，极为重要。

中医是我国的国粹瑰宝，如每一个孩子都能对中医存有一分敬重、感恩和喜爱，相信中医一定能在中国土地上，乃至于世界各处熠熠生辉，历久弥新，而绝不致有渐渐磨灭之悲哀。

“小小青龙最有功，风寒束表饮停胸，细辛半夏甘和味，姜桂麻黄芍药同……”

我的眼前仿佛浮现了孩子们用稚气的声音悠扬地诵着中医方歌歌诀的模样，一股暖流蓦然涌上心头。

守护

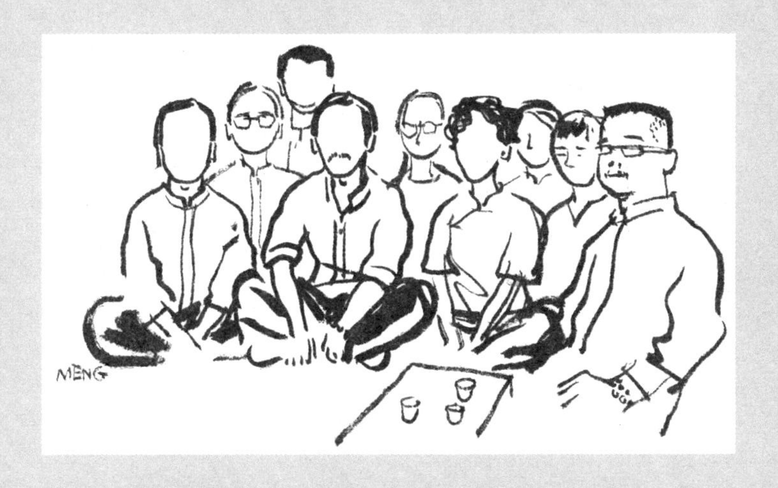

回思他国的历史发展进程，不少欧洲民族都因为瘟疫等严重的传染疾病而灭族，中国数千年的文明得以流传至今，中医药功不可没。

2020年2月12日这一天，我和妻子女儿一起，彼此守护在广州不大的房子里，收看国家卫健委定时发布的最新疫情数字。

截至2月11日24时，全国累计报告确诊病例44653例，疑似病例16067例。累计追踪到密切接触者451462人，尚在医学观察的密切接触者185037人。

上升的疫情数字让很多人感到焦虑不安，也给普通感冒发热患者增加了无形的压力。

春季本来就是流感的高峰期，换季天气变化容易受凉和感冒发热，而发热，是他们焦虑甚至恐惧的来源。一点病征就会害怕，一声咳嗽就会心颤，体温的升高令他们胆寒，此刻，因害怕交叉感染，不愿上医院，或者因医疗资源有限而在家服药的普通感冒发热患者，他们也非常需要帮助，需要守护和疏导。

傍晚，紧急来电，朋友侄女感冒发热四天了，第一天晚上发热37.5℃，第二天、第三天，有时候发热，有时候体温正常，体温高时一直徘徊在37～37.7℃。今天（第四天）医院测体温为37.5℃，医院排除了新冠肺炎，开了些简单的药丸嘱咐回家休息，但烧未见退。

朋友说，不想再给医院添麻烦了，也怕再出门被感染，无奈之下向我求助。

病情紧急，我立刻放下手中所有事情，通过微信，远程了解情况和指导。

今天已有两个人向我咨询了，我尽所能，用我所学，提供帮助。

朋友的侄女今年24岁，舌淡肥厚滑利，苔白厚腻，自诉服西药前曾经有过怕冷，汗少，纳可，二便调，因焦虑而晚睡，眠可，其他无异常。根据舌诊和问诊，我判断是太阳少阳合病兼湿邪引起正邪抗争的发热。

我立即拟方“柴胡桂枝汤+茯苓苍术”，以柴胡汤打通三焦水道去寒热往来，以桂枝汤扶正驱寒邪，茯苓苍术祛湿健脾，并嘱咐服药后泡脚加强发汗。

朋友略懂药性，她看到药方后，马上回信息提出质疑：“桂枝生姜是热药，侄女是发热，合适吗？”同学怕我不清楚，再次强调：“她是发热，发热不是应该用寒药吗，医生还交代用冰敷降温的。”

朋友对于“桂枝生姜是热药，热药退热是否合适”的质疑，一直在我脑海中回荡。我在思虑，还有多少人认为发热就应该降温，发热就应该用寒药、敷冰贴呢？用寒药，像朋友侄女因寒邪引起的发热就会雪上加霜，病情会加重，严重者会导致仲景说的“一逆尚引日，再逆促命期”，结果不堪设想。

朋友的侄女害怕地问我，发热有没有传染性，会不会转变成肺炎？

发热是个很大的话题，病因也很多，太阳、阳明、少阳、太阴、少阴和厥阴六经病和内伤杂病都可引起发热。

虽然是新冠肺炎疫情时期，但也无需畏惧发热。

身体发热，证明你身体状态尚好，还有顽强的抵抗力，某种程度上发热和咽喉疼痛一样，它们都是身体异常的某个信号，是正气抵御邪气的象征，也是身体自我调节的一种本能。

反之，身体虚弱，抵抗力低下的人不容易发烧，发不起热的病人一旦感冒邪气可能会直接入里，严重者会致命。

如果一发热就进行物理降温，就等于是在压制身体本有的抵抗力和正气，这会让病情越来越重，我们应该把身体里的邪气引发出来，给邪出路，而不是一味地压制，临床中如果是表证或半表半里的发热，我们可以用发汗或和解的方法解决。

朋友侄女是位年轻女孩，身体其他无异常，发热由感冒引起，属于外感伤寒，我安抚她不必太过恐慌。

外感病的原因有很多，风、寒、暑、湿、燥、火等六淫之邪都可以导致，在《伤寒论》里常见于太阳、少阳和阳明经病，在太阳经病里又分为中风、狭义的伤寒和温病。

《伤寒论》第 2 条：

"太阳病，发热汗出，恶风，脉缓者，名为中风。"

《伤寒论》第 3 条：

"太阳病，或已发热，或未发热，必恶寒，体痛，呕逆，脉阴阳俱紧者，名为伤寒。"

《伤寒论》第 6 条：

"太阳病，发热而渴，不恶寒者为温病。"

因此，太阳病的中风、伤寒、温病都可以引起发热。

临床中，不管体表温度高低，我们都可以根据仲景条文“病人身大热，反欲得衣者，热在皮肤，寒在骨髓也，身大寒，反不欲近衣者，寒在皮肤，热在骨髓也”的恶寒情况来判断是里寒还是里热。

也可以根据患者喜欢喝冷水或热水来区分病性的寒热，喜温者为里寒证，喜冷者为里热证。

还可以根据舌诊来区分寒热，舌体淡者为虚证，色深为实证；舌苔白者属寒证，黄者属热证，四诊合一。

除开太阳病脉浮、头项强痛和恶寒等基础症状外，我们还可以根据出汗还是不出汗，口渴还是不口渴来判断是中风还是伤寒，或者温病。

如果是太阳中风，就投以桂枝汤类方。

如果是太阳伤寒，就投以麻黄汤类方。

如果是太阳温病，就投以葛根芩连汤、麻杏石甘汤、大青龙汤等。

如果是里寒证，就偏用温药；如果是里热证，温凉药并用，驱邪时须不忘扶正，随证治之……

我相信，只要明白这些医理，就可以减轻恐慌情绪，使普通患者安心。

疫情弥漫的当下，确诊患者在定点医院病房里接受最先进的治疗，这是抗击疫情的最前线，是生的希望，我帮不上忙。

但我可以帮助禁足在一个又一个小家里的普通人，尽我一点微薄之力，帮助他们度过灾劫，安抚他们在恐慌中的心灵。

病毒无情，我们不离不弃，彼此守护。

愿，医者平安，患者痊愈，疫情快点结束。

跋

一年前，当陈权跟我说他要写一本中医类的科普书籍，要将正确的养生知识普及给寻常民众，裨益更多的人时，我以为这只是他流于言语的一时之兴。

著书谈何容易，更何况是写一本百姓都能读得懂，涉及诸多中医医理的科普作品。但陈权凭着对中医的一腔热血，对苦疾世人的关爱悲悯，及牵系于心的家国之思，完成了这本散文式中医科普作品。

纵观当下，以现代文学散文故事的形式书写，且百姓都能理解的中医科普书籍颇为稀少。希望陈权这本书可以被更多人读到，让更多的人恰当规避书中言及的伤害身体的错误生活方式，增进对于中医知识基础层面的理解，此中意义深远，关系重大。

我很庆幸遇见陈权这样的中医传承人，他对于中医学，有着坚定不移的信念和意志，在清晨、深夜，或是在旅途中，都常常能看到他伏案学习的身影。他竭尽心力，有积雪囊萤之遗风。

希望陈权能继续坚持学习仲景经典，师仲景之心，习仲景之道，使之传承不绝，熠熠生辉。“路漫漫其修远兮，吾将上下而求索”。自古至今，有志于学之士皆然。因作此跋以勉之。

杨宏志

2019年11月16日